职业院校一体化创新教材

中药仓储养护技术

主编 ◎ 张橡楠

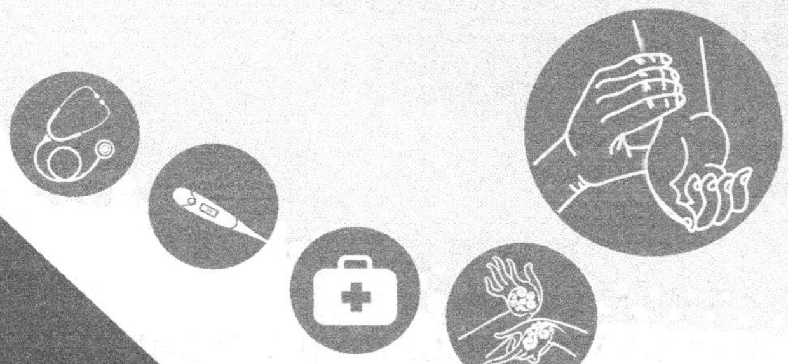

郑州大学出版社

图书在版编目(CIP)数据

中药仓储与养护技术/张橡楠主编. — 郑州：郑州大学出版社，2021.1(2024.8重印)

职业院校一体化创新教材

ISBN 978-7-5645-7191-7

Ⅰ.①中… Ⅱ.①张… Ⅲ.①中药贮藏-职业教育-教材②中药管理-药事管理-职业教育-教材 Ⅳ.①R288

中国版本图书馆CIP数据核字(2020)第152413号

中药仓储与养护技术

ZHONGYAO CANGCHU YU YANGHU JISHU

策划编辑	李龙传 薛晗	封面设计	曾耀东
责任编辑	张彦勤 戚张珂	版式设计	曾耀东
责任校对	薛晗	责任监制	李瑞卿
出版发行	郑州大学出版社	地　址	郑州市大学路40号(450052)
出 版 人	孙保营	网　址	http://www.zzup.cn
经　销	全国新华书店	发行电话	0371-66966070
印　刷	郑州宁昌印务有限公司		
开　本	787 mm×1 092 mm　1/16		
印　张	14	字　数	236千字
版　次	2021年1月第1版	印　次	2024年8月第3次印刷
书　号	ISBN 978-7-5645-7191-7	定　价	33.00元

本书如有印装质量问题，请与本社联系调换。

一体化创新教材建设指导委员会

主 任 委 员　张橡楠
副主任委员　刘　哲　王思安　李光勇
专 家 顾 问　（按姓氏笔画排序）
　　　　　　牛四清　朱　霞　杜忠干
　　　　　　李付才　陈继民　范振良
　　　　　　胡孝林　蒋　萌
委　　　员　（按姓氏笔画排序）
　　　　　　丁　辉　王建涛　卢　娜
　　　　　　刘志东　李　丽　吴彤珊
　　　　　　段昉伟　侯爱敏　费　娜
　　　　　　樊予惠　薛　磊

作者名单

主　编　张橡楠
副主编　程　黎
编　者　刘　颖　张贝贝
　　　　张橡楠　尚　珂
　　　　胡志刚　姜　辉
　　　　程　黎

序

  推进职业教育的改革与发展是实施科教兴国战略、促进经济和社会可持续发展、提高国际竞争力的重要途径,是调整经济结构、提高劳动者素质、加快人力资源开发的重要举措。加快发展现代职业教育,是党中央、国务院做出的重大战略部署,对于深入实施创新驱动发展战略,加快转方式、调结构、促升级具有十分重要的意义。

  近年来,随着我国经济社会的发展和老龄化进程的加快,人们对医药健康产品的需求越来越大。医药生产经营技术的进步,对相关从业人员的要求越来越高,也对医药健康类职业院校的快速发展、深化教育改革、提高教育质量提出了新的要求。河南医药技师学院根据这一要求积极改革教育教学模式、教学方法,在课程体系、课程建设、教材建设等方面进行了积极探索和实践,取得了显著成效。

  本套一体化教学工作页围绕学生职业能力和职业素质培养主线,依照"工学结合、校企合作"要求,将医药生产经营中的新技术、新进展纳入工作页,具有先进性、实用性和创新性,更加贴近专业发展和实际需要。按照"岗位导向,任务驱动"的职业教育特色,根据学生的知识层次、教育形式的人才培养定位,编写适合职业院校特色发展的教材,创建以能力为中心、以解决实际问题为目标的特色教材模式,努力探索建设创新特色教材的新途径。

  教育教学改革是一个不断深化的过程,教材建设也是一个不断推陈出新、反复锤炼的过程。希望本系列工作页的出版对医药职业教育教学改革和提高教育教学质量起到更大的推动作用,也希望使用工作页的师生多提宝贵意见和建议,以便及时修订、不断完善。

前 言

为适应新形势下全国职业院校药品类专业教育发展和一体化改革的需要,培养医药卫生类高素质技能型人才,我们组织编写了《中药仓储与养护技术》教材。本教材主要介绍了中药商品仓储与养护知识的应用、实践技能的训练,贯彻了任务为导向的一体化教学模式,对中药商品仓储养护岗位所需知识和技能结构进行了深入分析,教材内容与企业中药仓储养护工作有效衔接,使学生能胜任岗位工作。

本教材以新版医药商品储运员、医药商品购销员、中药调剂员等岗位职业标准,以及《中华人民共和国药品管理法》(2019年修订)、《中药材生产质量管理规范(试行)》、《药品经营质量管理规范》(2016年修订)与《中华人民共和国药典》(2015年)等法规文件和药品标准作为教材内容取舍的依据,同时吸纳企业质量管理工作人员的意见,按照中药仓储养护的工作岗位需求设置课程内容。但由于中药材、中药饮片和中成药等中药商品的特殊性,质量变异太复杂,在实际教学过程中会对各种中药变异现象分门别类地介绍,针对不同入药部位的中药养护进行详细品种举例说明。

全书分为中药仓储养护认知、中药现代化仓储管理、中药材仓储养护、中药饮片仓储养护、中成药仓储养护和特殊中药仓储养护六个任务,每个学习任务按照一体化学习的六步法设立了"获取任务""资料收集""制定方案""方案实施""总结评价""拓展任务"六个学习活动,并增加了知识链接模块和实训报告,增强教材的知识性和趣味性,让学生有目的地进行学习,提高学习的积极性和主动性,从而使分析问题和解决问题的能力得到提升。

本书适用于全国高等职业院校中药制药、中药营销等专业的学生,药品生产、药品经营企业质量管理、仓库管理与中药养护岗位的员工学习中药仓储养护相关知识和技能。本书情景案例涉及的单位名称或人名仅为示例,供读者学习使用,如有不妥之处,请及时与我们联系。本书编写分工是:程黎编写任务二、任务三,并负责全书统稿、总校;姜辉参与编写任务一、任务五;刘颖编写任务四;尚珂编写任务六;张橡楠负责附录及全书内容审定;胡志刚、张贝贝等参编人员提供了技术和经验支持。

尽管编者尽了最大努力,但鉴于编者水平有限和时间仓促,本书错误和欠妥之处在所难免,敬请广大师生提出宝贵意见,以便修订再版时臻于完善。在此对各参编企业和院校,以及河南医药技师学院中药专业(营销方向)教研组给予的大力支持表示感谢,也对编写时参考的有关书籍和文献著作者表示深深的谢意。

编者
2020 年 6 月

目 录

任务一　中药仓储养护认知 ··· 1
　活动一　获取任务：中药仓储养护认知 ··································· 6
　活动二　资料收集：中药仓储养护基础知识 ······························ 9
　活动三　总结评价：评价中药仓储养护基础 ····························· 16
　活动四　拓展任务：中药仓储养护基础知识练习 ························ 18

任务二　中药现代化仓储管理 ·· 21
　活动一　获取任务：设计中药批发企业仓库 ····························· 25
　活动二　资料收集：中药仓库及仓储作业相关知识 ····················· 28
　活动三　制定方案：制定中药批发企业仓库设计方案 ·················· 40
　活动四　方案实施：设计中药批发企业仓库 ····························· 43
　活动五　总结评价：评价中药批发企业仓库设计图 ····················· 46
　活动六　拓展任务：中药现代化仓储管理练习 ·························· 49

任务三　中药材仓储养护 ··· 53
　活动一　获取任务：中药材仓储养护 ····································· 58
　活动二　资料收集：中药材验收、储存与养护相关知识 ················ 64
　活动三　制定方案：制定中药材仓储养护方案 ·························· 85
　活动四　方案实施：对中药材进行仓储养护 ····························· 88
　活动五　总结评价：评价中药材仓储养护结果 ·························· 90
　活动六　拓展任务：中药材仓储养护练习 ································ 93

任务四　中药饮片仓储养护 ·· 98
活动一　获取任务：中药饮片仓储养护 ······························ 102
活动二　资料收集：中药饮片验收、储存与养护相关知识 ·············· 105
活动三　制定方案：制定中药饮片仓储养护方案 ······················ 111
活动四　方案实施：对中药饮片进行仓储养护 ························ 114
活动五　总结评价：评价中药饮片仓储养护结果 ······················ 116
活动六　拓展任务：中药饮片仓储养护练习 ·························· 119

任务五　中成药仓储养护 ·· 122
活动一　获取任务：中成药仓储养护 ································ 124
活动二　资料收集：中成药质量标准、验收及储存养护相关知识 ········ 127
活动三　制定方案：制定中成药仓储养护方案 ························ 132
活动四　方案实施：对中成药进行仓储养护 ·························· 135
活动五　总结评价：评价中成药仓储养护结果 ························ 137
活动六　拓展任务：中成药仓储养护练习 ···························· 140

任务六　特殊中药仓储养护 ·· 143
活动一　获取任务：特殊中药仓储养护 ······························ 145
活动二　资料收集：毒麻、易燃、细贵、鲜活、盐腌中药仓储养护相关知识
·· 148
活动三　制定方案：制定特殊中药仓储养护方案 ······················ 152
活动四　方案实施：对特色中药进行仓储养护 ························ 155
活动五　总结评价：评价特殊中药仓储养护结果 ······················ 157
活动六　拓展任务：特殊中药仓储养护练习 ·························· 160

附录一　《中华人民共和国药品管理法》 ······························ 168

附录二　《药品经营质量管理规范》 ·································· 186

附录三　中药仓储养护技术实训报告 ·································· 203

参考文献 ·· 212

任务一　中药仓储养护认知

教学目标

1. 能概述中药储存与养护工作的发展历程和重要性，并正确分析其发展趋势，掌握中药仓储养护的基本理论、技术和方法。
2. 能灵活使用各种工具查阅资料，具备团队合作精神和主动解决问题的能力。
3. 形成爱岗敬业的态度和社会责任感。

建议课时

6 课时

工作情境描述

（一）中草药长出肉虫和蛾子

在正规医院买回来的中草药，吃到后来竟然发现草药里面长出了肉虫，甚至还有蛾子。王先生最近遇上了这样一件恶心事。

据王先生介绍，9 月 13 日，由于身体不适，他到某家中医院就诊，经专家确诊为湿疹，同时为他开了药方，抓了七服中草药，并表示医院可以代为煎熬。考虑到自己工作比较忙，不能保证马上开始吃药，况且家里还有老人能帮着煎药，王先生婉拒了医院的好意。

10 月 1 日，王先生让家人开始给自己煎药，每天一服。吃到大约三四天的时候，王先生隐约觉得肚子有些疼，但是他没有太在意，而是接着服用了两

生虫中药

三服中草药。其间,王先生还是觉得肚子不舒服,但是他仍然没有太当回事,只当自己肠胃不适,挺一挺就会好。

等到家人下锅煎最后一服药时,王先生恰好在家。联想到这几天肠胃的异样,煎药前王先生打开草药的包装袋看了看。这不看不知道,一看吓一跳,他竟然在袋中的草药里面发现了几条正在蠕动的白色肉虫,还有一只蛾子从敞开的袋口"扑棱"着飞了出来!王先生被惊得目瞪口呆。

10月14日下午3时许,记者在这家中医院看到了王先生那包尚未煎服的中草药。王先生把草药倒在纸袋上,果然从里面爬出来许多像蛆一样的虫子,几只灰色的蛾子也飞了出来。在王先生带来的其他几服已经煎服的草药的纸袋内侧,也是沾满了腐烂的植物碎屑。

这家中医院药房的曹主任承认了这是药房在药材管理上出了差错。他介绍说,可能由于库房的温度控制不好,导致一些基础方药材出了问题。他表示,药房在进药方面一直都很严格。

截至10月14日下午5时,王先生与曹主任尚未就如何赔偿达成协议。

(二)某大药房中药生虫,回应:吃了虫子没问题

"汤上飘着十几二十只小虫,我简直不敢相信我的眼睛"。8月29日,李女士致电记者称,前两天在大药房买来炖汤的中药材中有虫子,自己晚上喝后,白天再拿出来才发现汤面上漂浮着虫子,在去该药店讨说法时,工作人员态度强硬并拒绝道歉,并称"虫子没有毒,吃了不会有什么问题"。

8月26日下午5点,李女士和先生在大药房买了30 g黄芪和少许枸杞回家炖汤。李女士正在备孕,但是她有痛经宫寒的症状,在网上看到黄芪、枸杞、生姜和鸽子炖汤可以暖宫,所以才去买的这些药材。

回家后李女士的婆婆把药材直接倒入锅中开始炖,晚上10点才炖好,李女士和爱人边看电视边喝了一碗,将剩下的放在了冰箱里。第二天再拿出汤来准备喝的时候,李女士发现汤上漂浮着十几只虫子,李女士顿时感到十分恶心,她先生看过后也确定是虫子,李女士猜测是买的药材中的虫子,因为买的药材中只有黄芪是白色的,于是立刻和先生来到大药房。

李女士称到了药店后首先问了是否有黄芪,她想看下,接待的女店员说有,就将柜台的药盒拿出,李女士拨开表面的黄芪,发现下面有很多虫子在爬,还有很多虫子咬的黄芪碎屑,而旁边的另外一种类似桑葚的药材上也有黑色的虫子在爬。李女士立刻将自己在这买了药材并炖汤喝了的事情说了原委,并要求讨个说法。

"那个工作人员说,他们不知道生虫了,还说虫子没有毒,吃了不会有问题,我听了之后马上说,那我拿一碗给你喝啊,工作人员居然说她不爱喝。"随后双方争执不休,药房的工作人员称事情已经这样,他们也没办法,并说李女士买药的时候怎么不看清楚再买。

李女士告诉记者,他们从来没有想过在药房买的中药会有虫子,根本没有这个概念,加上她婆婆眼睛不好当时又是晚上,直接倒进去就炖汤了。李女士说,当时肯定喝下不少虫子进去,她是个十分怕虫子的人,现在想想这事情就觉得恶心。而自己炖汤的主要原因就是为了备孕,现在很担心虫子汤对身体有无影响,会不会影响要孩子。大药房的态度十分强硬,拒绝道歉,并且强词夺理,这一点让李女士更加无法接受。

李女士拨打了该市药监局的投诉电话,药监局立刻派工作人员前往调查,在该药房中药中查到多数药材中都有虫子,责令该药房整顿,并要求药房对李女士进行赔偿。"我本来没打算这样,也不知道怎么赔偿,虫子我已经吃到肚子里去了,想起来还是觉得恶心。"

记者拨打了该市药监局的电话,药监局工作人员称对此事还在继续调查中。

 工作流程与活动

(一)学习形式

全新的一体化教学模式:

1. 以学生为主导,老师辅助。
2. 团队合作,提升学生解决问题的能力。

(二)学习方法

1. 使用工具自主查询资料。

【体验】请以小组为单位查找各类中药,并进行图表展示。

要求:查找资料快、展示效果好;5~6人一组,展示结果并互评(将自己手中的选票评给其他最好的一组),得票数最高者为优秀小组。

2. 头脑风暴法。

【体验】请你尽可能想象自己未来的工作状态。

比如"药店店员、药品批发企业职员"。

要求：5~6人为一小组，每组选代表上台阐述本组观点，并互评。

3. 角色扮演法。

4. 站队法。

5. 寻找关键词。

【体验】仔细阅读下面一段话，找出若干个关键词并解释选取原因。

长期以来，中药材种植以农户为主体，中药材流通以专业市场为主渠道，个体商户及中小企业是专业市场的经营主体。我国中药材流通基本处于"小、散、差"的状态，远远落后于我国物流业发展的整体水平，存在仓储设施落后、加工包装技术落后、储存养护技术落后、违规使用硫黄与磷化铝熏蒸的现象普遍等多个突出问题。

中共中央、国务院印发的《"健康中国2030"规划纲要》指出，推广应用现代物流管理与技术，健全中药材现代流通网络与追溯体系，充分发挥中医药独特优势。规划的出台将为中医药发展带来契机，但是从目前来看，中药材在流通领域仍遭遇"小、散、差"瓶颈，突出问题主要体现在初加工、包装、仓储、养护四个环节。其中包装技术落后大大阻碍了中药发展，因此企业需要大力提倡提升包装技术，以保证中药材流通更加通畅，同时制药机械企业也需要不断进行技术创新，研发生产符合中药材包装需求的设备。

物联网智能包装技术将使中药材流通更加畅通。

根据业内人士分析，中药来源复杂广泛、品种繁多、成分复杂，受外界影响也是多方面的，故变质现象多样化。中药材大部分属于天然药物，包括植物、动物、矿物以及其他类型的物质。它们的性质各有不同，有的怕热、有的怕湿、有的怕燥，还有的有些毒性……在仓储保管与养护过程中容易发生虫蛀、霉变、挥发、走油走气、失鲜和风化变质等现象，因此，中药材包装材料的选择以及包装技术的高低对于中药材质量的优劣具有重要意义。包装材料选择得当，包装技术操作规范，这样才能使得中药材得到更好的保管和养护。业内表示，物联网智能包装技术将使得中药材包装更加标准化，中药质量更加稳定。

笔者获悉，为确保道地中药材种苗优选、种植、采收、加工、检测、包装、仓储、物流等环节的有效实施，美盈森协助华邑检测为道地中药材提供所有环节的物联网智能包装及包装信息化服务，即在包装产品上植入RFID、传感等芯片或二维码，并借助移动物联网云平台，帮助道地中药材企业实现品牌保护、产品的防伪、溯源以及营销，助力我国道地中药材产品提升质量、增强品牌知名度。

中药产业作为我国医药产业的重要组成部分,是我国重要的民族产业之一,在经济社会发展的全局中有着重要意义。2020年国内中药产业规模达5806亿元,随着国内居民保健意识的增强以及消费升级,国内对道地药材的需求不断增长,在中药消费的过程中,国内消费者对中药材质量的重视程度与日俱增,因此从中药材的种植、采收到加工、检测和销售整个产业链各个环节进行品牌保护、产品的防伪、溯源以及营销的意义凸显。

中药材流通现代化对现代中医药健康发展具有举足轻重的作用。我国需建立健全的中药材现代化物流体系,立足我国中药材种植、流通与物流的实际情况,在政府主管部门的统一领导下,充分发挥行业组织与各类企业主体的积极性,从中药材产业发展的全局与中药材供应链的全过程统一规划,逐步建立健全中药材初加工、包装、仓储、运输等各环节的标准体系,大力培植专业化社会化中药材仓储物流企业,重点推动中药材初加工、包装与仓储养护的集约化、规模化、组织化改造,推广应用先进适用的加工、包装与仓储设施设备和先进的养护技术、信息技术,并实行政府主管部门对中药材物流全过程的监管。而在包装环节,随着物联网智能包装技术的日渐成熟,智能包装将发挥着越来越重要的作用。

活动一 获取任务：中药仓储养护认知

学习目标

通过该活动,要明确中药仓储养护的目的、意义和基本任务,学习并掌握中药仓储养护的基本概念,了解中药仓储养护的起源与发展。

建议课时

2课时。

学习过程

1.请同学们用红色笔画出工作情境描述中的关键词并抄在下面空白处,口头解释选取理由。

2.请同学们查阅资料完成下列内容。
(1)什么是中药?

（2）你同意"中药可以无限期储存,放置越久,疗效越好"的说法吗,为什么？

（3）什么样的中药会生虫？生虫的中药能不能吃？

（4）中药在储存过程中除了生虫,还可能会出现什么样的变化？

3. 如果你是中药养护员,应当怎样进行仓储养护才能避免黄芪生虫？请以小组为单位,查阅资料,设计出黄芪合理的储存养护方案并进行展示。

 **知识链接**

黄芪,别名:绵芪、箭芪。多年生草本,高50~100 cm。主根肥厚,木质,常分枝,灰白色。茎直立,上部多分枝,有细棱,被白色柔毛。产于内蒙古、山西、甘肃、黑龙江等地,是我国著名的常用滋补中药材(图1-1)。

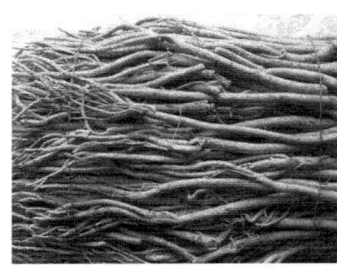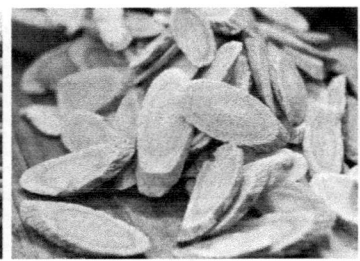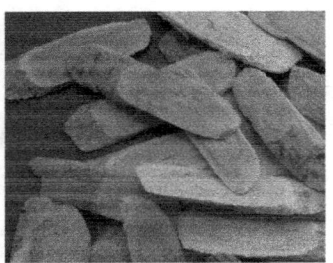

图1-1 黄芪药材、饮片

黄芪是百姓经常食用的纯天然品,经常用黄芪煎汤或用黄芪泡水代茶饮,具有良好的防病保健作用。黄芪和人参均属补气良药,人参偏重于大补元气,回阳救逆,常用于虚脱、休克等急症,效果较好。而黄芪以补虚为主,常用于体衰日久、言语低弱、脉细无力者。有些人一遇天气变化就容易感冒,中医称为"表不固",可用黄芪来固表,常服黄芪可避免经常性的感冒。其功效主治为:益气固表、敛汗固脱、托疮生肌、利水消肿。

在储存期间,由于黄芪含糖量高,自然条件下不易干透,同时易吸收空气中的水分,以致极易发霉虫蛀,严重影响了黄芪的品质和药用价值。染霉品两端及断面显白色、绿色霉斑,有时表面也见霉迹。危害的仓虫有茸天牛、印度谷螟、咖啡豆象、裸蛛甲等。

霉变的黄芪与生虫的黄芪

活动二　资料收集：中药仓储养护基础知识

学习目标

通过学习，掌握以下内容：中药仓储养护的相关知识，中药仓储养护的历史起源与现代化发展，中药仓储养护的目的和意义，中药仓储养护的基本原则和任务。

建议课时

2 课时。

学习过程

（一）中药仓储养护的相关知识

1. 中药：

2. 中药材：

3. 中药饮片：

4. 中成药：

5. 中药储存：

6. 中药养护：

7. 中药仓储养护：

中药生产与
中药调剂

（二）中药仓储养护的历史起源与现代化发展

1. 历史起源

（1）我国古代最早的药学专著《_____》，收载药物_____种，是汉代以前药学知识和经验的总结。

> 该书不仅记述了中药的基本理论、产地、采集加工时间，而且对于中药材鉴定、储存都有较为精辟的概括，如药物阴干、暴干、采造时月、生熟、土地所出、真伪陈新等，为中药养护学的发展奠定了初步基础。

（2）南北朝时期，医药有了显著的进步和分工。

《百官志》载："……医师四十人……太医署有主药师二人……药园师二人……药藏局盛丞各二人。"又云："药藏丞为三品勋一位。"可见，当时就已专门设立了_____机构，从此明确了药物储存保管的重要性和必要性。

（3）梁朝，陶弘景撰的《_____》明确指出了药物产地、采制方法、储存时间与其疗效的关系。

> 序录："江东以来，小小杂药，多出近道，气力性理不及本邦。"又云："凡狼毒、枳实、橘皮、半夏、麻黄、吴萸，皆欲得陈久良，其余唯须精新也。"

（4）唐代，唐高宗显庆四年（659年）撰成的世界第一部药典《_____》，标志着我国药学的新发展。

药王_____著《_____》对中药干燥、储存方法、盛装容器均考据精审，论说详明。特别值得称道的是，该书提出储药在离地数尺，则湿气方不中药，这些朴实有效的经验，扼要实用，流行很广，甚为后世推崇。

> 《备急千金要方》记载："凡药皆不欲数数暴晒，多见风日，气力即薄歇，宜熟知之。诸药未即用者，候天大晴明时，于烈日中暴之，令大干，以新瓦器贮之，泥头密封。须用开取，即急封之，勿令中风湿之气，虽经年亦如新也。某丸散以瓷器贮，密蜡封之，勿令气泄，则30年不坏，诸杏仁子等药，瓦器贮之，则鼠不能得之。凡贮药法，皆须去地三四尺，则土湿之气不中也。"

(5) 宋代,中药品种发展比往代剧增。当时政府设"收卖药材所"辨认药材,以革伪乱之弊。寇宗奭著《_____》载:"夫高医以蓄药为能,仓中之两,防不可售者所须也,若桑寄生、桑螵蛸、鹿角胶、虎胆、蟾蜍……之类。"说明储存十分重要,尤其难得之品宜蓄储留,以急病人之所急。

(6) 元代,_____著《汤液本草》:"一两剂服之不效,予再候之,脉证相对,莫非药有陈腐者,致不效乎,再市药之气味厚者煎服,其证半减。再服而安。"阐明了药物储存的新陈与临床疗效之密切关系。

(7) 明代,陈嘉谟广罗收集各代药物发展的成就,编著了《_____》。该书归纳了中药储存经验,沿袭至今,成为后世研究储存的理论依据。

李时珍《_____》,高度概括、总结、说明以前各家经验,对中药学发展起着承前启后、继往开来的重要作用。

"凡药储存,宜常提防,倘阴干、暴干、烘干,未尽去湿,则蛀蚀霉垢朽烂,不免为殃。当春夏多雨水浸,临夜晚,或风虫啮耗心力费悼岁月,堪延见雨,着火频烘,遇晴明向日悬曝,槌悬架上,细腻贮坛中。人参须和细辛,冰片必同灯草,麝香宜蛇皮裹,硼砂共绿豆收,生姜择老沙藏,山药候于炭窖,沉香、真檀香甚烈包纸须重。……耗轻柳气,味尽得完,具辛烈者免走泄,甘美者无虫蛀伤,陈者新鲜,润者干燥……"

(8) 清代,吴仪洛《_____》和张秉成的《本草便读》对用精新药的意义又做了详细的补充:新者取其气味之全,功效之速。吴张二氏之说,对中药储存与功效的关系考究精辟,论说详明,给后代予以深远影响。

"用药有久宜陈者,收藏高燥处,不必时常开看,不会霉蛀。有宜精新者,如南星、半夏、黄麻、大黄、木贼、棕榈、芫花、枳实、佛手柑、秋石、石灰、诸曲、诸胶……之类,皆以陈久者为佳",使用陈久品之意"或取其烈性减,或取其火候脱。"又云:"余者俱宜精新,若陈腐而欠鲜明,则气味不全,服之必无效。"

2. 现代化发展

(1) 储存中药的仓库要按照《_____》(GSP)对中药仓储养护的要求和各类中药商品特性建立。

(2) 传统的中药养护方法有哪些?

(3) 现代中药养护技术有哪些?

(三) 中药仓储养护的目的和意义

1. 为什么要进行中药仓储养护工作?

对中药进行专业、科学的储存养护管理，才能保证中药质量的安全、稳定、有效，减少损耗，满足人们用药需求。

2. 中药仓储养护有什么意义?

(四) 中药仓储养护的基本原则和任务

1. 中药仓储养护的基本原则　中药商品储存养护必须遵循客观的经济规律、自然规律和社会规律。

(1) 保证供应原则:储存要以保证供应为前提,储药待病,这是中药企业组建商品流通的客观要求。当储存小于供应需求,则市场脱销,不能确保治病用药需求;储存超过供应需要,则造成积压。

(2) 经济核算原则:中药商品储存量的货币形态就是商品资金,故其储存是否合理直接关系到流动资金占用的多少,占有率高,流通开支就大;反之则小。当流通费用率大于商品毛利率时,企业即出现经营亏损。为此,中药商品储存,在保证供应前提下,必须贯彻经济核算原则。加强对储品的数量和结构核算,分析商品储存是否适销对路,以求得经济效益。在中药仓储企业中进行定额管理,是实施经济核算的基础,是做好仓储,提高经济管理水平的关键。具体按储品种类、包装、质量、进出零整、储期长短等特点,确定储存量定额。

2. 中药仓储养护的基本任务　中药仓储养护力求做到储存多、进出快、保管好、费用省、损耗小、保安全,全面完成各项经济指标。

(1) 研究＿＿＿＿＿＿,保证中药＿＿＿＿和＿＿＿＿。
(2) 研究＿＿＿＿＿＿＿＿＿＿＿＿＿＿＿＿＿＿＿＿＿＿。
(3) 研究＿＿＿＿＿＿＿＿＿＿＿＿＿＿＿＿＿＿＿＿＿＿。

（五）中药仓储养护的相关法规

1. 《中华人民共和国药品管理法》（2019年修订）。
2. 《药品经营质量管理规范》（2016年修订）。
3. 中华人民共和国国内贸易行业标准《中药材仓储养护通用技术规范》。
4. 中华人民共和国国内贸易行业标准《中药材仓库技术条件》。
5. 《中药养护规范》（SZDB/Z 45—2011）。

活动三 总结评价：评价中药仓储养护基础

中药仓储养护认知学习评价见表1-1。

表1-1 中药仓储养护认知学习评价

项次			项目要求	配分	评分细则	自评得分	小组评价	教师评价
1.素养 (40分)		纪律情况 (15分)	按时到岗,不早退	5	违反规定,每次扣5分			
			积极思考,回答问题	5	根据上课统计情况得1~10分			
			三有一无(有本、笔、书,无手机)	5	违反规定每项扣3分			
			执行教师命令	0	此为否定项,违规酌情扣10~100分,违反校规按校规处理			
		职业道德 (10分)	能与他人合作	3	不符合要求不得分			
			主动帮助同学	3	能主动帮助同学得3分,被动得1分			
			追求完美	4	对工作精益求精且效果明显得4分,对工作认真得3分,其余不得分			
		5S (10分)	桌面、地面整洁	5	自己的工位桌面、地面整洁无杂物得5分,不合格不得分			
			物品定置管理	5	按定置要求放置得5分,其余不得分			
		快速阅读能力(5分)		5	能快速准确明确任务要求并清晰表达得5分,能主动沟通在指导后达标得3分,其余不得分			
2.职业能力 (40分)		优秀	案例分析结论正确,结论的依据确实、充分,具有较强的分析、解决问题的能力	40	能全部达标得35~40分,部分达标得30~34分			
		良好	案例分析结论正确,结论的依据基本正确,具有一定的分析、解决问题的能力	30	能全部达标得25~30分,部分达标得20~24分			
		合格	案例分析结论正确,结论的依据表达不够清楚,分析、解决问题的能力一般	20	能全部达标得15~20分,部分达标得10~14分			
		不合格	案例分析结论不正确,表达不清楚,分析、解决问题的能力差	10	能全部达标得5~10分,部分达标得1~4分			

续表 1-1

项次	项目要求		配分	评分细则	自评得分	小组评价	教师评价
3.工作页完成情况（20分）	按时完成工作页（20分）	及时提交	5	按时提交得5分,迟交不得分			
		内容完成程度	5	按完成情况分别得1~5分			
		回答准确率	5	视准确率情况分别得1~5分			
		有独到的见解	5	视见解程度分别得1~5分			
总分							
加权平均（自评20%,小组评价30%,教师评价50%）							

教师签字： 　　　　　　　　　　　　组长签字：

请你根据以上打分情况,对本任务中的工作和学习状态进行总体评述（从素养的自我提升方面、职业能力的提升方面进行评述,分析自己的不足之处,描述对不足之处的改进措施）：

教师指导意见：

活动四 拓展任务：中药仓储养护基础知识练习

1. 中药储存是保证_____的必要条件。
2. 中药养护包括预防和对_____的救治。
3. 我国最早的药学专著是《_____》。
4. 世界上第一部药典性质的著作是《_____》。
5. 写出10种储存后使用疗效更好的中药。

6. 为以下中药选择合适的储存养护方法并进行连线。

    人参   绿豆
    硼砂   沙藏
    灯心草   细辛
    麝香   生石灰窖
    生姜   冰片
    山药   蛇皮包裹

7. 中药在储存过程中受内外界因素影响，会发生物理学、化学及生物学等变化，主要是由于其含有_____、_____、_____、_____、_____、_____等成分。
8. 列举出至少5种中药可能发生的变质现象。

9. 评价之前所制定的黄芪的储存养护方案。

知识链接

黄芪的仓储养护方法

黄芪一般用麻袋片内加支撑物扎捆包装，每件 50 kg 左右，少见纸箱盛放（图 1-2）。储存于干燥通风处，温度 30 ℃ 以下，相对湿度 60%～75%。商品安全水分为 10%～13%。

储藏期间，定期检查，发现轻度霉变、虫蛀，及时摊散、晾晒，严重时用磷化铝、溴甲烷熏杀。有条件的地方可用密封抽氧充氮，进行气调养护。

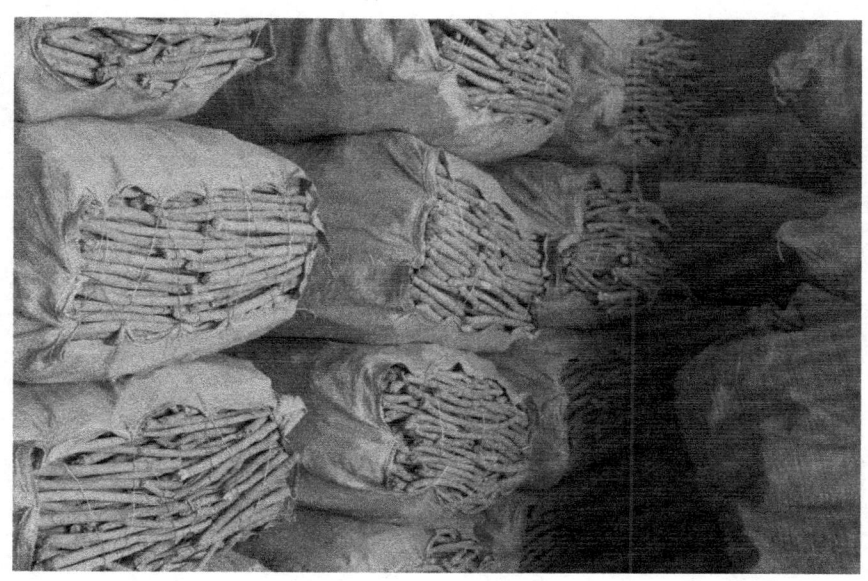

图 1-2　黄芪的储存

低温储藏是较理想的选择,质量损耗小,保鲜期长。但从多糖和浸出物含量综合考虑,应采用干燥黄芪药材储存为宜。

若对黄芪长期储存,应选择干燥黄芪水清洗真空袋抽气包装储藏,质量损耗小,浸出物和多糖含量高。

若对鲜黄芪保鲜储藏,以高粱酒清洗真空抽气包装,尽可能低温储存。

任务二　中药现代化仓储管理

教学目标

1. 能准确描述中药仓库的类型、职能和库区布局,根据中药的质量特性进行分库储存。
2. 能概述中药仓库的设施设备,正确进行中药仓储温湿度管理。
3. 能准确、完整地根据中药质量特性进行分类及储存操作,正确进行中药的入库验收和出库操作。
4. 能灵活使用各种工具查阅资料,具备团队合作精神和主动解决问题的能力。
5. 形成爱岗敬业的态度和社会责任感。

建议课时

24 课时。

工作情境描述

中国改革开放已走过四十年,这四十年中国经济发展迅速,中国人民的生活实现了由贫穷到温饱,再到整体小康的跨越式转变,大健康产业已成为我国国民经济的支柱产业,中药材作为大健康的基础产业进入黄金 20 年。当前,面对国内外民众和中医临床对优质中药材日益增长的需求,旧的药材市场流通体系在崩塌,新的产地交易中心在形成,国家急需中药材现代流通体系。

一、中药材行业正处在大变革的关键期

中华人民共和国成立后,我国的中药材行业发展一直比较滞后,但中药材交易模式却发生了几次变革。解放后我国执行的是计划经济与三级医药体制;后来进入了药交会时代,1978年至1988年十年间,百泉药交会、樟树药交会盛况空前;九十年代中药材市场应运而生,到现在专业市场开始衰退。每个阶段相互交替,功能交叉转换,大都是几十年的光阴,对于跨越式发展的中国来说,每个阶段的历程应该并不算短。

现在我国已经进入了信息时代,大数据与"互联网+"无所不能,药材产地信息透明、可无偿查询,产地与厂商网上交易、物流直达。

虽然我们已走过千山万水,但仍需要不断跋山涉水。新时代、新担当、新作为,我们肩负着更重的责任和使命。让我们以习近平主席的新时代中国特色社会主义思想为指引,永远保持一颗赤子之心,发扬"逢山开路、遇河架桥"的精神,将改革开放进行到底。

二、解决行业问题的思考与建议

现代中药材物流基地

近年来,我国中药产业发展取得了举世瞩目的巨大成就,为国民经济综合实力的持续提升作出了重要贡献——提升中药产业发展水平,加强中药资源保护和利用,推进中药材规范化种植养殖,构建现代中药材流通体系。推进中药工业集群发展,实施中药标准化行动计划,促进中药工业转型升级,是我们应该深刻思考、抓紧落实的行业问题。

中医药振兴发展迎来天时、地利、人和的大好时机,切实把中医药这一祖先留给我们的宝贵财富继承好、发展好、利用好。我国改革开放进入了大变革的新时代,中药材行业与其他行业一样,急需开展供给侧改革,行业需要新思维、新模式、新体系、新规划。

(一)再建一个新的生产流通闭合链

中医药赖以存在的基础是中医药的疗效和中医药文化,中药材是中医的食粮。当前中药企业数量多、规模小、综合竞争力弱,严重影响到行业的规范化、标准化发展,也增加了监管难度。全国年用量在千吨以上的中药材品种有几百个,其用量占全国总用量的绝大部分,我们只要管住这几百个大品种,其他都不是问题。

有了身份证的药材:品质优良可追溯、规格齐全保达标、气调养护保品质。进入仓储物流基地,一是便于国家监管,二是便于上网交易,货物通过互联网销售全国,真正实现供需双方"面对面",用户商企"网联网",网上下单网下交割,一切都在基地内完成。交易完成后所有权是企业的,是继续存放还是运回企业,什么时间需要使用、什么时间调拨配送,全是买主说了算,企业也不用再投资建设大型仓库与控温设备,再也不用担心国家飞检了。时间长了交易多了,双方还可通过基地实施定单预约和期货存储,进而实现"大数据+物流网"的现代化管理模式,物流配送一站到达,安全快捷收费低、服务周到还高效、大家省心又放心。这样做既可溯源还减少了中间环节与重复运输,又实现质量全程可控可追溯,还方便了国家监管。

(二)再造一个新的中药材流通体系

2017年7月1日,我国首部《中华人民共和国中医药法》正式实施,其中第三章第二十四条明确表示:"国家鼓励发展中药材现代流通体系,提高中药材包装、仓储等技术水平,建立中药材流通追溯体系"。

根据《中华人民共和国中医药法》、国务院办公厅《中药材保护与发展规划》、商务部办公厅《关于加快推进中药材现代物流体系建设指导意见的通知》、《全国中药材物流基地规划建设指引》的要求,中国仓储与配送协会、中国中药协会会同全国中药材物流专家委员会提出《全国中药材物流基地布局规划建议》,在全国中药材重点产地与重点销地建设90个左右的中药材物流基地(含产地加工、质检、包装、仓储、养护与运输等功能)已经布局完成。2020年初步形成采收、产地加工、包装、仓储和运输一体化的中药材现代物流体系。这些中药材物流基地具备八大功能:仓储管理与科学养护的核心功能、初工与包装服务的延伸功能、质量检测与流通追溯的配套功能、销售和融资服务的增值功能。

这些物流基地将承担起对药材质量的全程追溯责任。基地首先要对进入仓库的中药材通过第三方进行全面的质量检验检测,如农药残留、重金属、黄曲霉毒素等项目的检查,合格的药材再按流通标准分出规格等级,统一标准、统一包装、统一溯源编码,再依据药材的保管属性分类储存,分别进入冷藏库、阴凉库和常温库。基地对入库药材进行科学养护与管理,有必要的进行气调养护,保证在库药材不生虫、不发霉、不走油、不变色、不变质,再通过网络销售全国,最终实现全国统一调拨与配送,减少中间环节与重复运输,供需双方直接对接,从而降低成本并实现优质优价。

(三)新的流通体系更方便国家质量监管

解放后我国执行的是计划经济与三级医药体制,国家监管方便有抓手,那时没有假药;后来进入了市场经济,中药材被定位为农副产品,农民随便种、市场随便卖、参与人员众、入市门槛低、主管部门多、监管难实施、处罚难兑现。

现在全国中药材物流基地初具规模,每个基地负责监管入库流通的药材质量,并为其溯源编码,然后通过第三方检测和质量把控,再按统一的标准入库流通。上可以倒逼农民按规范要求种植中药材,中可以在中药材物流基地进行集中集约科学仓储,下可以通过全程追溯系统对接中药饮片厂、保健食品厂等下游企业,完全符合追溯四大要素,完全可以为社会和人民大众提供有质量保证的中药材。将来大家买的药材扫扫码,就知道是哪里产的、是谁种植的、是谁加工的,生长年限、采挖季节等一目了然。

(四)国家应出台政策整合资源支持改善流通模式

建议国家出台相应的政策,整合药企资源,强化中药质量控制,鼓励企业按照自己生产的品种进行最适合的建设;鼓励大型企业积极参与在道地产区规划的物流基地建设,支持中国仓储与配送协会和中国中药协会筹建全国的中药材和饮片交易平台,支持中药材物流基地集全国的道地中药材(原药材)和千家单一饮片厂的产品(配方用饮片、工业用饮片、食品用饮片)在平台交易。因为道地产地和单一饮片厂的产品质量有保证,价格远比当前多品种饮片厂的优势大,所以也能为医院降低成本。将来医院可以在全国正规的交易平台上分别采购,再由全国物流基地统一配送,什么时间需要什么时间调拨配送。

活动一 　获取任务：设计中药批发企业仓库

学习目标

通过该活动，要明确现代化中药批发企业的基本知识，明确中药材物流体系建设的必要性。

建议课时

4 课时。

学习过程

（一）识读任务书

1. 请同学们用红笔画出工作情境描述中的关键词，并把关键词抄在下面空白处。

2. 如何才能保证中药材加工和储存药品的质量以及患者用药安全和有效？请同学们写出阅读工作情境描述后的感想。

（二）请同学们查阅资料完成下列内容

1. 中药批发企业指什么？

2. 选择什么样的地方建立中药批发企业？

$$\begin{cases} 内部环境 \\ \\ 外部环境 \\ \\ 交通 \end{cases}$$

3. 列举建立中药批发企业需要的设施设备。

$$\begin{cases} 辅助设施设备 \\ \\ 储存设施设备 \\ \\ 办公设施设备 \\ \\ 其他 \end{cases}$$

4. （　　　）是中药的储存场所，也是中药开展保管养护的必备条件。

5. 应从哪些方面对中药仓库进行管理？

6. 中药仓储作业包括哪几步？

(三) 小结与评价

1. 个人自我小结：

2. 评价
（1）依据教学目标，教师评价学生是否已熟练掌握相关知识。
（2）以小组为单位，进行资料查询比赛，以用时最短、查找资料最准确为优胜。

活动二 资料收集:中药仓库及仓储作业相关知识

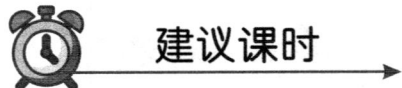

本活动通过三步完成相关知识收集,第一步收集中药仓库相关知识,第二步收集中药仓储温湿度管理知识,第三步收集中药仓储作业管理知识。

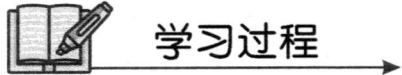

8课时。

学习过程

（一）中药仓库相关知识

1. 中药仓库是维护储存商品质量和数量,保障社会供应的部门。
请将中药仓库的主要职能填入方框内。

2. 你见过什么样的中药仓库？请列举出来，并进行归纳分类。
(1) 按照主要业务职能分类：

(2) 按照仓储技术条件分类：

(3) 按照建筑结构分类：

(4) 按照商品性质分类：

3. 请写出下列图片所对应的仓库名称。

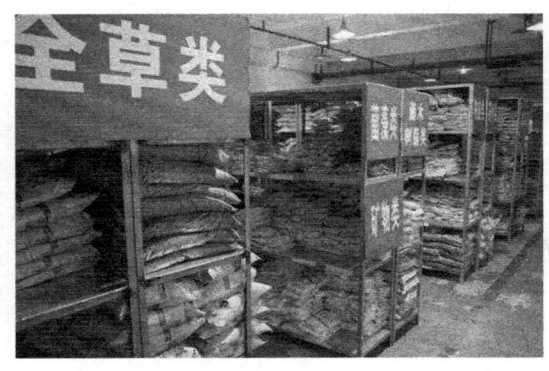

图2-1
（　　　　）

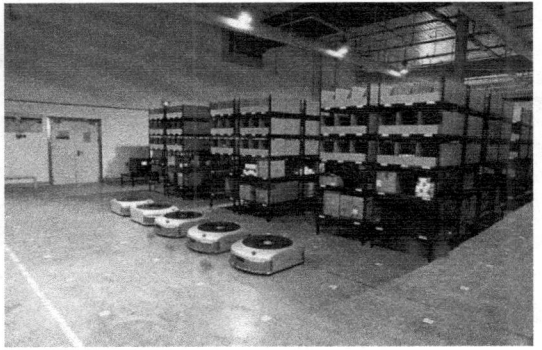

图2-2
（　　　　）

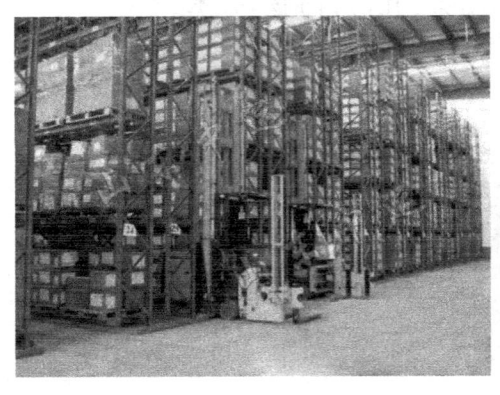 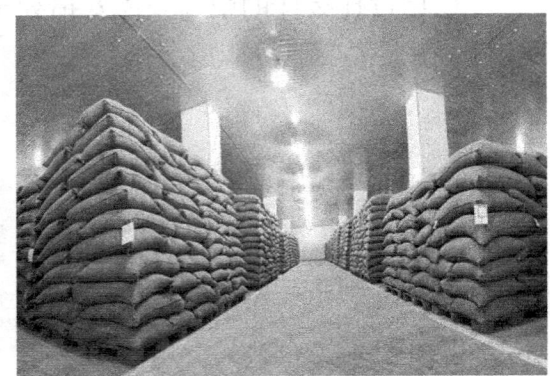

图 2-3　　　　　　　　　　　　　　图 2-4
（　　　）　　　　　　　　　　　　（　　　）

4. 中药仓库选址有哪些要求？
（1）交通：

（2）环境：

（3）GSP 对仓库设计的要求：

5. 中药仓库多数属于普通库房,一般由砖木、钢架或钢筋混凝土等建成,适用于多数中药的储存。这类库房的要求是:

(1)库房内部地坪应高于库外地面,坚实平坦,隔潮效能良好。

(2)墙壁完整坚固,内侧平滑,底层库墙内侧接近地面部应有防潮层。

(3)库顶不渗水,并具有较好的隔热性能。

(4)库房门应相对设置,便于通风。门窗、通风孔(排风扇等)应结构精密,"关"能密闭,"启"能通畅,灵活方便,并能防止雨水侵入。

(5)多层库房的楼面沿外墙处应设置泄水孔,其间距应不大于30 m。

(6)单层库房的高度不低于6 m;多层库房的高度每层不低于5 m,层次不限。

请同学们查阅资料,写出以下中药仓库的建筑要求。

密闭库房

气调库房

低温库房

```
                    ┌─ 毒麻品库
                    │
                    ├─ 危险品库
        专储库房 ───┤
                    ├─ 细贵类库
                    │
                    └─ 动物类库
```

6. 以下仓库附属建筑是否是必须建造的？如是,请写出建造要求。
（1）通道：

（2）料台：

（3）晒场：

（4）加工（整理）场地：

7. 中药仓库除主体建筑外,还有进行仓储作业所使用的设备、工具、用品和仓库管理系统,统称为仓库设备,是仓库业务发展必不可少的物质条件。

请查阅资料,并结合 GSP 的要求,列出中药批发企业所需要的设施设备。

(1)运输装卸搬运设备:

(2)保管设备:

(3)计量设备:

(4)储存养护设备:

(5)劳动保护用品:

（6）计算机管理系统：

（7）其他用品及工具：

（8）仓储软件系统（QM、QD、QP、QR）：

8. 中药仓库库区分为哪 4 个区域？怎样对仓储作业区和库区内部进行布置，以达到最大利用率？请尝试在下方设计中药库区布局图。

（二）中药仓储温湿度管理知识

1. 写出下列名词的含义。

空气温度：

空气湿度：

绝对湿度：

饱和湿度：

相对湿度：

2. 将冰箱中冷藏的饮料瓶在常温下放置，瓶的外壁会出现什么现象？为什么？

3. 一昼夜内气温最高的时间为_____，最低的时间为_____。
4. 一年中气温最高的月份内陆为_____，沿海为_____；最低的月份内陆为_____，沿海为_____。

5.相对湿度日出前最_____,午后2~3时最_____。沿海一带逢夏季时,受含较多水汽的海风影响,在午后1~3时,相对湿度达最_____。

6.相对湿度冬季较_____,夏季较_____。但沿海及江河流域,夏季受季风影响,从海洋夹带大量水汽,相对湿度值较_____,冬季受内陆干燥空气季风影响,相对湿度值较_____。

7.试分析我国以下地区建造仓库时应注意的温湿度管理问题,以小组为单位,以天气预报的形式展示。

(1)长江流域及以南地区:

(2)沿海、川西、贵东、湖南、湖北、台湾等地:

(3)西北地区:

(4)东北地区:

(5) 中原地区：

8. 中药仓库的温湿度如何测定？列出常见的温湿度测量设备（表 2-1），并学会使用。

表 2-1　常见温湿度测量设备

序号	设备名称	功能	测量方法	会用与否
1				
2				
3				

9. 不同仓库温湿度一样吗？有何要求与规定？

10. 如何对仓库进行温湿度的调节与控制？

《中华人民共和国药典》（2015 年版一部）（以下简称《中国药典》）凡例第二十九条：

　　阴凉处系指不超过 20 ℃；

　　凉暗处系指避光并不超过 20 ℃；

　　冷处系指 2～10 ℃；

　　常温系指 10～30 ℃。

　　除另有规定外,〔贮藏〕项未规定贮存温度的一般系指常温。

（三）中药仓储作业管理知识

1. 写出中药入库验收的工作流程。

2. 写出中药在库养护的工作流程。

3. 写出中药出库的工作流程。

4. 如何对仓库进行色标管理？

5. 以小组为单位，以流程图的形式描绘在药品批发企业中，中药流通的操作过程，并写出你认为需要注意的内容。

(四)小结与评价

1. 个人自我小结。

2. 评价

(1)依据教学目标,教师评价学生是否已熟练掌握相关知识。

(2)以小组为单位,进行资料查询比赛,以用时最短、查找资料最准确为优胜。

活动三 制定方案:制定中药批发企业仓库设计方案

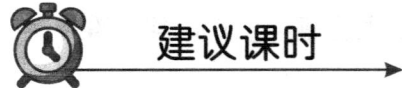

本活动通过三步完成制定方案,第一步整理中药批发企业仓库的相关知识,第二步选定所需的工具及设备,第三步制定方案。

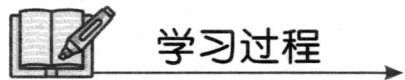

2课时

学习过程

(一)整理中药批发企业仓库的相关知识

列出本组方案所需的相关资料。

(二)选定所需的工具及设备。

请在表2-2中列出选定的工具及所使用场地。

表2-2 选定设备工具

设备工具	要求或用途	备注	场地

(三)制定方案

1. 需完成的任务:

2. 小组分工:

(四)小结与评价

1. 个人自我小结:

2. 评价

(1)依据学习要求,教师评价学生是否已熟练掌握相关知识。

(2)以小组为单位,进行以用时及小组成员合作融洽程度为考察内容的比赛,合作最佳、用时最短、方案最优者为优胜。

活动四 方案实施:设计中药批发企业仓库

 学习目标

本活动通过两步完成方案实施,第一步方案实施前准备,第二步实施方案展示。

 **建议课时**

8课时。

学习过程

(一)方案实施前准备

1. 个人准备
(1)仪表端庄、着装整洁。
(2)相关知识准备充分。

2. 物品准备　请在表2-3中填写所需物品。

表2-3　物品单

	名称	数量	准备情况	备注
1				
2				
3				
4				
5				
6				
7				
8				
9				
10				
11				
12				
	共计		领取小组	
	领取人		领取日期	

3. 场地准备　请在表2-4中记录场地准备情况。

表2-4　场地准备记录

	检查项目		检查结果	异常情况	备注
1	卫生检查				
2	安全检查	电			
		电器			
3	其他				
	检查人			检查日期	

（二）实施方案展示

1. 展示要点：

2. 注意事项：

活动五 总结评价：评价中药批发企业仓库设计图

学习目标

本活动通过两步完成总结评价，第一步是各组展示自我评定结果，其他小组进行讨论评议，第二步是填写方案实施评价单，并对本组实施效果进行总结。

建议课时

2课时

学习过程

（一）自我评定与小组评价

1. 小组自我评定：

2. 其他小组主要评价：

(二)填写方案实施评价单

中药现代化仓储管理学习评价见表2-5。

表2-5 中药现代化仓储管理学习评价

项次	项目要求		配分	评分细则	自评得分	小组评价	教师评价
1.素养(40分)	纪律情况(15分)	按时到岗,不早退	5	违反规定,每次扣5分			
		积极思考,回答问题	5	根据上课统计情况得1~10分			
		三有一无(有本、笔、书,无手机)	5	违反规定每项扣3分			
		执行教师命令	0	此为否定项,违规酌情扣10~100分,违反校规按校规处理			
	职业道德(10分)	能与他人合作	3	不符合要求不得分			
		主动帮助同学	3	能主动帮助同学得3分,被动得1分			
		追求完美	4	对工作精益求精且效果明显得4分,对工作认真得3分,其余不得分			
	5S(10分)	桌面、地面整洁	5	自己的工位桌面、地面整洁无杂物得5分,不合格不得分			
		物品定置管理	5	按定置要求放置得5分,其余不得分			
	快速阅读能力(5分)		5	能快速准确明确任务要求并清晰表达得5分,能主动沟通在指导后达标得3分,其余不得分			
2.职业能力(40分)	优秀	任务分析翔实、方案正确,具有较强的分析、解决问题的能力	40	能全部达标得35~40分,部分达标得30~34分			
	良好	任务分析较翔实、方案基本正确,具有一定的分析、解决问题的能力	30	能全部达标得25~30分,部分达标得20~24分			
	合格	方案基本正确,表达不够清楚,分析、解决问题的能力一般	20	能全部达标得15~20分,部分达标得10~14分			
	不合格	方案设计不正确,表达不清楚,分析、解决问题的能力差	10	能全部达标得5~10分,部分达标得1~4分			

续表 2-5

项次	项目要求		配分	评分细则	自评得分	小组评价	教师评价
3.工作页完成情况（20分）	按时完成工作页（20分）	及时提交	5	按时提交得5分,迟交不得分			
		内容完成程度	5	按完成情况分别得1~5分			
		回答准确率	5	视准确率情况分别得1~5分			
		有独到的见解	5	视见解程度分别得1~5分			
总分							
加权平均(自评20%,小组评价30%,教师评价50%)							

教师签字： 组长签字：

请你根据以上打分情况,对本任务中的工作和学习状态进行总体评述(从素养的自我提升方面、职业能力的提升方面进行评述,分析自己的不足之处,描述对不足之处的改进措施)：

教师指导意见：

活动六 拓展任务：中药现代化仓储管理练习

1. 仓储作业区布置时，一般将吞吐量大和出入库频繁的库房组布置在（　　）。
   A. 库区中央靠近出入作业区的地方　　B. 库区两翼或后部
   C. 单独设库　　　　　　　　　　　　D. 库区下风侧

2. 《药品经营质量管理规范》的英文缩写是_____。

3. 按《药品经营质量管理规范》的要求，各类型的中药仓库相对湿度应保持为_____。

4. 下列降温措施中，（　　）会使湿度增加，故此法少用。
   A. 通风　　　　B. 空调　　　　C. 遮光　　　　D. 加冰

5. 验收养护室、标本室应设在仓库平面布局的（　　）。
   A. 仓储作业区　　B. 办公生活区　　C. 辅助作业区　　D. 发货区

6. 关于中药养护温湿度的变化，以下描述错误的是（　　）。
   A. 大气相对湿度与温度的昼夜变化情况相反
   B. 库内温度与库外温度变化相近，一般稍快于库外，变化幅度也较大
   C. 库内相对湿度的变化与库温变化相反
   D. 冬季气温低，蒸发减慢，绝对湿度小

7. 出库工作的流程是什么？

8. 按照色标管理的要求，标为红色的库区是_____。

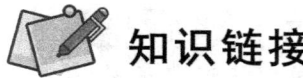 **知识链接**

（一）中药计量单位

1. 按重量计算：绝大部分中药材以千克为计量单位，也有小部分细贵药材以克、毫克为计算单位。

2. 按数量计算：以条（蜈蚣、白花蛇、狗脊等）、只（蛇胆）、对（蛤蚧）等为计量单位。经逐件点准后装件，包件外标明品名、规格、等级和数量。

（二）中药验收的依据

《中华人民共和国药品管理法》、《药品经营质量管理规范》及其实施细则、《中华人民共和国药典》、《中华人民共和国药品标准》、《中药炮制规范》，以及采购合同上的各项规定。

（三）中药验收的内容及验收记录

1. 进货渠道合法性审查：检验报告书、注册证、批签发证明、进口准许证、进口批件等。

2. 数量验收。

3. 包装验收：中药材必须有包装。中成药、饮片整件包装中应有产品合格证。注意检查标签、破损、污染、渗液、封条损坏、外观信息和式样等包装异常，零货、拼箱的应逐箱开箱检查至最小包装。封口不牢、标签污损、有明显重量差异或外观异常等情况的应加倍抽样检查。

4. 商品质量检验

（1）干湿度检查：一般中药材安全含水量为10%~15%。中药饮片安全含水量菌藻类应在5%~10%，其余应在7%~13%。

（2）杂质检查：中药材杂质应控制在2%~3%。中药饮片的药屑、杂质（根、根茎、藤木类、花、叶）、动物、矿物类、菌类的药屑，杂质不超过2%；果实、种子类、树脂类、全草类的药屑，杂质不超过3%。

（3）变质情况检查：检查有无虫蛀、霉变、泛油、变色、气味散失、风化、潮解、升华、融化等变质现象。

5. 中药验收应做好验收记录。经验收人员验收确认，录入验收数据，计算机系统自动生成药品验收记录，包括采购来货、销后退回药品验收记录。验收人员在验收记录上签署姓名和验收日期。验收结论为不合格的,应在验收记录中注明不合格事项及处置措施。验收记录应保存至有效期后1年,不得少于5年。

6.验收注意事项:待验中药应在规定时限内验收结束。一般在到货后1个工作日内验收完毕,特殊管理中药应货到即验。毒性中药验收在专库或专区内验收,验收时必须2个人以上在场,逐件逐包验收。

(四)中药仓库的安全管理

1. 仓库保卫:防火、防盗、防工伤、防中毒、防危险品事故等。
2. 仓库警卫:护仓员和警卫员。
3. 仓库消防:以防为主,以消为辅。
4. 常用消防设备

(1)消防栓:消防栓是装于建筑物内消防供水管道上的阀门装置,与消防水枪、水带配套放置在消防栓箱内。水的灭火作用是冷却和窒息,但不适于油类及电气着火。

(2)灭火器:①二氧化碳灭火器适用于贵重中药、易燃中药、精密仪器、油类、电器设备等的火灾,但不能用于扑救金属钾、钠、镁、铬等物质的火灾;②泡沫灭火器适用于扑救油类、易燃液体的火灾;③四氯化碳灭火器适用于扑灭电器设备和贵重仪器设备的火灾,不能扑救金属钾、钠、镁、铝、乙炔、乙烷、二硫化碳等的火灾;④干粉灭火器适用于扑救石油产品、有机溶剂和电器设备等的火灾;⑤1211灭火器适用于扑救各种油类、可燃气体和电器设备等初起的火灾。

(3)灭火沙箱:沙子一般采用细河沙,并配备必要的铁铲、水桶等消防工具置于沙箱旁。沙子适用于盖熄小量易燃液体及不能用水或液体灭火器来灭火的物质。

(五)中药仓库建设应考虑的因素

中药仓库建设应考虑的因素见表2-6。

表2-6 中药仓库建设应考虑的因素

序号	应考虑的因素	要求
1	功能间	常温库或阴凉库,根据具体品种确定
		晒场,用于中药材养护,整理中药材,面积不能太小
		杂物间,存放工具等
		办公室,库管员办公
2	面积	根据存放中药材的总量估算
3	空间	高:大于5 m
4	地面	水泥地面,光滑平整;一楼应做防潮层;负重,水泥地面为5 t/m²;沥青地面为2.5~3 t/m²
5	墙面	隔热,平整光滑;天窗,离地2~2.5 m;地窗,离地20~30 cm,考虑防雨的实际效果
6	屋顶	隔热,不漏水
7	门、窗	门:宽2~3 m,高2~2.5 m,相对设置,便于通风。门窗、通风孔(排风扇等)应结构紧密,"关"能密闭,"启"能通畅,灵活方便,并能防止雨水侵入
8	照明	防爆灯,灯的安装位置不能在货垛的上方,应在内通道的上方,开关应在室外
9	外通道	平坦光洁,四周通畅,宽2.5 m,外墙处设置排水孔
10	卸料台	高度应与运输车的车帮的车面地板持平(约离地面高0.9 m),以利装卸操作
11	雨棚	高度满足卸货需要,宽度满足挡雨的需要
12	晒场	场地应选干燥地段,四周不受或少受建筑物遮蔽的影响,铺设水泥地面,表面平坦光洁
13	装卸搬运设备	起重机、叉车、堆码机、搬运车、拖车、牵引车等
14	保管设备	衡器、货架、货柜、苫布、苫席枕木、隔板等
15	养护设备	温度计、干湿计、烘干机、抽湿机、抽风机、空调机、排风扇等
16	安全防护用品	工作服、安全帽、护目镜、防毒面具、防盗设施、灭火器等
17	通信设施	网络、内部电话
18	供电设施	适合各类电器使用需要
19	供水设施	供水管、水池
20	防盗设施	窗户安装安全防护网,监控设施(摄像头、红外线报警器)
21	防火设施	灭火器、消防栓、水龙带、安全门
22	货梯	要满足运输量的要求
23	人行楼梯	与货运通道分离,人行专用
24	仓库的位置	避免阳光直射、方便物料进出,最大限度减少运输距离,降低运行成本

任务三　中药材仓储养护

教学目标

1. 能准确描述中药材储存的品质变异现象及原因。
2. 能描述中药材在库养护的基本方法。
3. 能准确、完整地对中药材进行检查和养护操作。
4. 能灵活使用各种工具查阅资料，具备团队合作精神和主动解决问题的能力。
5. 形成爱岗敬业的态度和社会责任感。

建议课时

40 课时。

工作情境描述

（一）中药仓库用磷化铝驱虫，邻居一家四口中毒

家住某市的杨某说，大约过了半个小时，6 岁的儿子、杨某和爱人以及不到 2 岁的女儿出现了各种不适的症状。"头晕、四肢无力、出虚汗、恶心呕吐"，在医院病床上，虚弱的杨某回忆说，"最后是邻居把我们送到医院的。"

杨某居住在城中村，楼高房子多，通风差，一进大门，空气中就弥漫着一股中药味。其房间隔壁是个仓库，一家商户在此储存中药。

"杨某和这个中药仓库在我家很多年了，这种中药味，租住户们都习以为常，起初并没觉得是这中药仓库的问题。"房东说。

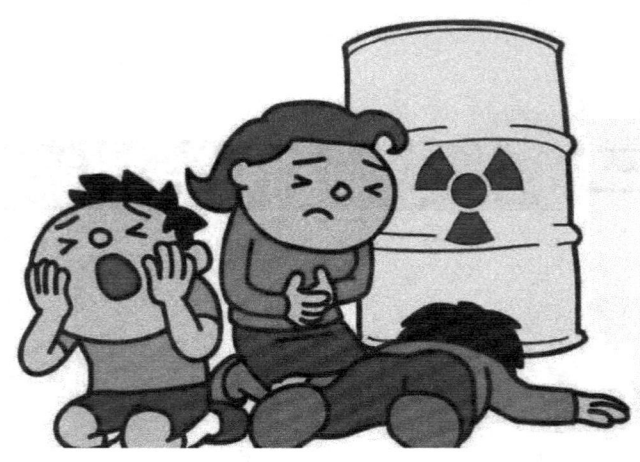

"据相关部门调查,这间中药仓库为防止药品生虫使用了磷化铝杀虫,磷化铝本身无毒,但遇水后会迅速分解,释放出吸收很快、毒性剧烈的磷化氢气体。"食药监局的工作人员称,"目前怀疑这些中药已被污染,将先行暂扣,现场发现的磷化铝已由相关部门做无害化处理。"

"谁知道怎么回事,我们平时都用磷化铝熏蒸仓库杀虫,以前都没问题,谁知道这次却把邻居影响了。"这间药材仓库的商家说,"可能熏蒸的时候通风不好,房子也有些潮湿,释放的毒气把邻居给毒倒了。"

(二) 中药圈震动了,多家药企或卷入硫黄事件

浙贝,别名浙贝母、象贝、大贝母,是一种用于清热化痰、润肺止咳的中药材,与白术、白芍等被统称为"浙八味"。据举报人白某称,硫黄熏蒸的浙贝对人体危害极大,为了检测市场上公开销售的药品是否存在硫黄超标问题,去年底他网购了 5 种常见的止咳化痰药品并送到第三方机构检测,结果让人大吃一惊:所有送检药品中均检出了一定的硫黄含量。

检测负责人钟某认为,一般来说,成品药成分中不应出现"硫"成分,而这 5 种止咳药中 100 g 成品药最高的竟然含有 0.6 g 硫黄(即千分之六的比例),最少的也有 0.1 g 硫黄,这着实让人吃惊。

上述 5 种止咳药硫黄含量检测的依据是食品安全国家标准中硫黄含量的检测标准,即现行有效的卫生部 2010 年发布的《中华人民共和国国家标准》(GB 3150—2010 附录 A),检测机构参照了该标准规定的检测方法。

但值得注意的是,该市国联并不是我国官方医药检测机构,因此结果有待官方进一步确认。某知情人士在接受记者采访时表示,药典里对于上述中

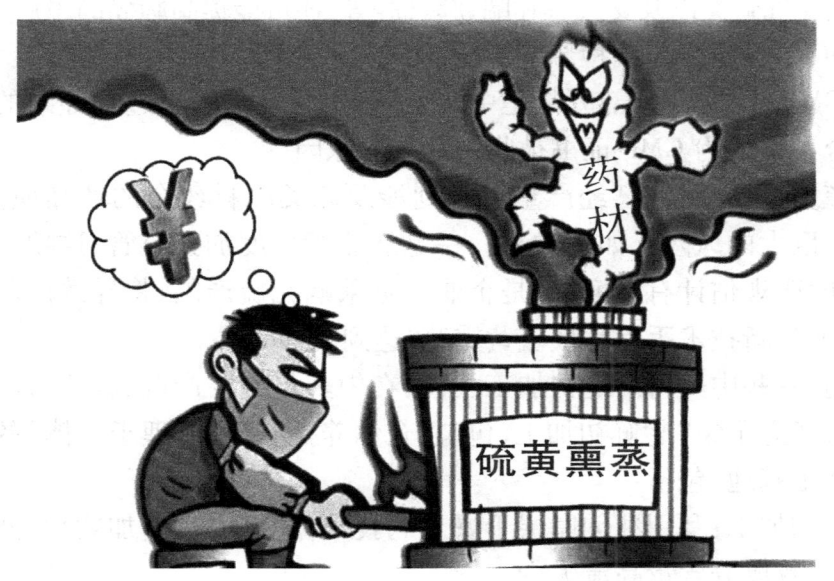

成药的成分记载中并不存在硫物质,同时,对于较好干燥的浙贝来说,是决不允许使用硫黄熏蒸干燥的,"这意味着,使用浙贝等药材制成的中成药中,也不应该出现任何含硫物质,如果按照此前放宽后的规定,其含量也应在 150 mg/kg 以下。"

在某大型药材市场,摊主毫不掩饰自己所售卖的浙贝是经过硫黄熏蒸的,有摊贩坦然称一年向外发出的浙贝大约 300 t,其中约一半都是经过硫黄熏蒸的,其中大部分最终进入了中成药厂和中药零售店。

在禁硫令下,为什么仍有那么多含硫浙贝公然流入市场呢?业内人士分析认为,利用硫黄熏蒸可降低制药成本是主要原因。

因为用硫黄对药材进行熏蒸,不仅可以使药物增白,还能达到防霉、杀虫的效果。被硫黄熏蒸过的中草药容易干燥、不容易返潮,因此对难以干燥的部分中药材采用硫黄熏蒸干燥的方法。但因药材需求量大,为减少时间,降低成本,利用硫黄熏制的品种不断增加。

在中药材交易网站清晰地看到各种浙贝的报价,而其中"有硫"字样赫然在目。含硫浙贝报价每千克 64 元,无硫浙贝报价则高达每千克 82 元。以此计算,每购买 1 t 含硫浙贝,企业采购成本节省 18 000 元。按每月近 200 t 含硫浙贝算,医药企业每月采购成本节省达 360 万元。

二氧化硫是有毒化学物质,长期接触食用二氧化硫残留的中药材,会令人产生呕吐、腹泻、恶心等症状,严重的会危害肝、肾,还会引起慢性中毒如慢性鼻炎、咽炎、支气管炎以及支气管哮喘、肺气肿等，还可能提高肺癌的患病率。

目前，国家药监局飞检频繁，对中药材、中药饮片的质量监管更为严厉，被收回GMP证书的，大部分都是中药企业，中药材质量不过关导致的药材质量不符合标准成为GMP证书被收回的重要原因。

像硫黄熏蒸药材，已经严重影响到涉及此类原料药企的产品质量，给药企带来了巨大的风险。如何防范？一是从监管角度加强监管，这项工作持续多年，一时改观估计有难度；二是企业自觉采购无硫产品，将导致产品成本上升；三是通过新技术手段替换硫黄熏蒸，达到同样效果。

目前，一些中药材产地初加工公司，在中药材主要产区、专业市场和重要集散地就建立了集"趁鲜初加工、包装、仓储养护、追溯管理于一体"的中药材绿色初加工基地，包括：

趁鲜初加工：利用独创厚层干燥专利技术，能够大大增加效率，药材烘干成色好，有效成分含量高流失少。

专用功能包装：应用专利防伪技术，规范市场上包装混乱行为，有效杜绝了中药材二次污染、掺杂使假、染色增重等问题。

仓储养护：建立储存仓库，应用自主研发的中药材专用杀虫防霉养护剂，来最大限度地保证中药材在仓储过程中的药效。能做到在常温条件下保存1~3年不会发生变色、发霉、生虫、走油等储存问题，亦不会影响水分含量和中药材成分。

追溯管理：能够实现一袋一封口，一封口一码，并最终与追溯码一一对应，做到中药材全程可追溯管理。

如果中药材都能够采用上述集标准化初加工、标准化包装、标准化养护、追溯于一体的全链条中药材产地初加工新模式。医药工厂也就可以放心使用了，在当前严厉的监管环境中，不断提升企业竞争力，从而健康发展。

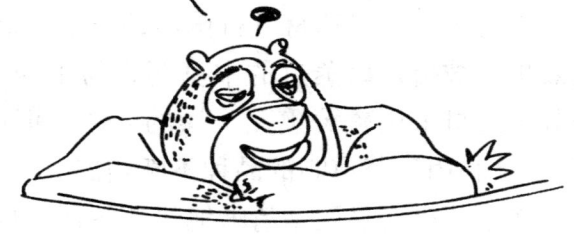

以上两则新闻引起了熊大的重视，以前在处理中药材时也经常会用到磷化铝和硫黄进行熏蒸，成本低、效果好，看了新闻才知道，这样的操作不仅危险，还会降低中药材的品质。

同学们，在中药材储存养护方面，你们有没有什么更好的方法呢？能不能为他们经营的中药材(见表3-1),设计合理的储存养护方案,并正确地进行养护检查呢?

表3-1 光头医药有限公司经营的部分中药材清单

序号	品名	序号	品名
1	白芍	28	苦杏仁
2	白芷	29	莲子
3	柏子仁	30	芦荟
4	板蓝根	31	鹿茸
5	冰片	32	罗汉果
6	陈皮	33	木瓜
7	川贝母	34	牛膝
8	大黄	35	胖大海
9	丹参	36	全蝎
10	当归	37	人参
11	党参	38	肉豆蔻
12	独活	39	三七
13	儿茶	40	桑螵蛸
14	防风	41	砂仁
15	甘草	42	山药
16	葛根	43	酸枣仁
17	枸杞子	44	太子参
18	瓜蒌	45	天花粉
19	蛤蚧	46	蜈蚣
20	红花	47	五味子
21	黄连	48	西红花
23	黄芪	49	辛夷
24	黄芩	50	旋覆花
24	僵蚕	51	延胡索
25	金银花	52	薏苡仁
26	桔梗	53	郁李仁
27	菊花	54	芫花

活动一　获取任务：中药材仓储养护

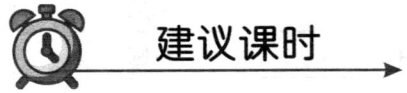
学习目标

通过该活动,我们要理解任务书中案例的意义,查阅资料,读懂任务书,明确任务书的要求。

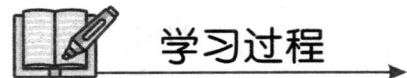
建议课时

4 课时。

学习过程

（一）识读任务书

1. 请同学们用红笔画出工作情境描述中的关键词,并把关键词抄在下面空白处。

2. 请同学们写出阅读工作情境描述的感想。

（二）请同学们查阅资料完成下列内容。

1. 什么是中药仓虫？有什么危害？

2. 写出下列常见的中药仓虫的名称及常危害的中药。

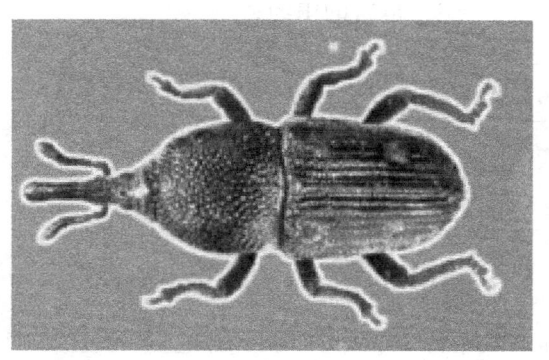

图 3-1
名称：
危害的中药：

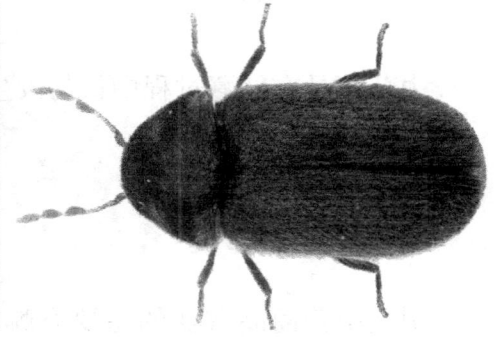

图 3-2
名称：
危害的中药：

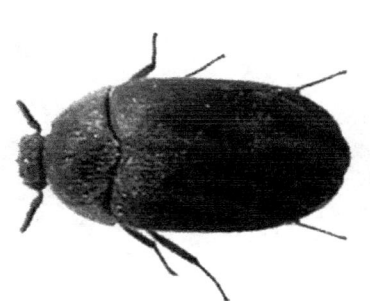

图 3-3
名称：
危害的中药：

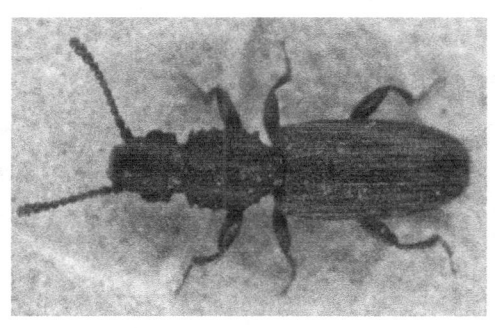

图 3-4
名称：
危害的中药：

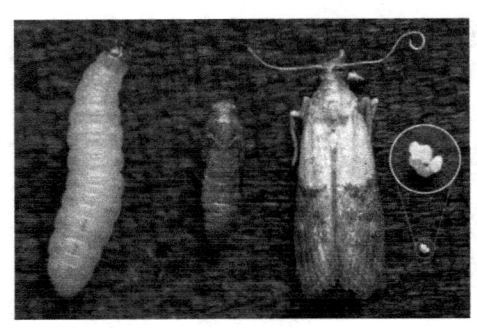 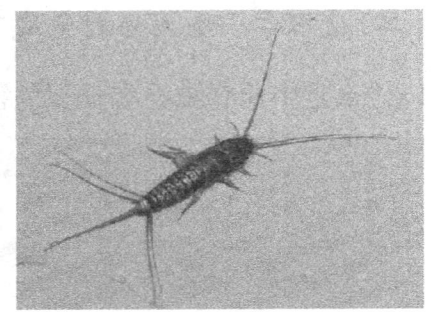

图 3-5　　　　　　　　　　　　图 3-6

名称：　　　　　　　　　　　　名称：

危害的中药：　　　　　　　　　危害的中药：

3. 中药商品在储藏过程中极易发生霉变现象，为什么？

4. 引起中药商品霉变的主要有哪些霉菌？写出下列霉菌危害的主要中药商品。

藻状菌纲：_____、_____。

子囊菌纲：_____、_____、_____。

5. 中药霉变的危害有什么？

（三）小结与评价

1. 个人自我小结：

2.评价

(1)依据教学目标,教师评价学生是否已熟练掌握相关知识。

(2)以小组为单位,进行资料查询比赛,以用时最短、查找资料最准确为优胜。

知识链接

(一)易虫蛀的中药

中药富含蛋白质、糖类、脂肪、淀粉等成分,这些成分是仓虫生存所必需的营养物质,也是矿物类中药不会被蛀蚀的原因。

1.根及根茎类:最易生虫的有独活、白芷、防风、川芎、藁本、泽泻、藕节、川乌、草乌、前胡、南沙参、莪术、山药、黄芪、当归、党参、板蓝根、苎麻根、白附子、贝母、天南星、半夏、郁金、甘草、桔梗、天花粉、防己、白蔹等。一般易生虫的有甘遂、射干、巴戟天、北柴胡、何首乌、地榆、乌药、石菖蒲、三棱、升麻等。

2.藤木皮类:易生虫的有鸡血藤、海风藤、青风藤、桑白皮等。一般易生虫的有黄柏、椿皮、桑寄生、桂枝等。

3.花类:较易生虫的有款冬花、菊花、金银花、凌霄花、闹羊花、芫花、木槿花、蒲黄等。

4.果实及种子类:较易生虫的有金樱子、川楝子、无花果、猪牙皂、红豆蔻、麦芽、谷芽、浮小麦、胖大海、枸杞子、瓜蒌、芡实、薏苡仁、莲子、佛手、香橼、槐角、橘红、陈皮、山楂、枳实、枳壳、娑罗子、酸枣仁、木瓜、白扁豆等。

5.动物类:较易生虫的有乌梢蛇、土鳖虫、蛤蚧、蕲蛇、穿山甲、地龙、斑蝥、蟾酥、刺猬皮、鹿筋、鸡内金、海马等。

6.藻菌类:较易生虫的有冬虫夏草、茯苓、灵芝、银耳等。

> **仓虫习性与中药虫蛀的检查**
>
> 蛾类幼虫常在药垛表面吐丝,形成一层丝状薄膜。蛾类成虫喜在明亮处迁飞,如某药垛四周蛾类成虫密集,应重点检查该垛。
>
> 甲虫类喜阴暗,常在药垛下层或背光处匿藏。仓虫匿藏及易虫蛀部位为主根、分叉、裂隙、擦伤破损处。药垛缝隙间的蜘蛛网上常黏有个体较小仓虫,药垛地面、四周的粉尘碎屑中常有仓虫匿藏,用力敲打垛体下层和背光下角,有蛀粉或仓虫落下。

(二)被虫蛀中药材的救治与处理

总的原则是筛选→整理→干燥→消毒。

根据感染度采取不同的处理措施:一级感染的中药材允许再供药用,二级感染的中药材不仅要过筛,还要挑拣消毒后才可供药用;三级感染的中药不能供药用。

对尚未达到三级感染的被虫蛀中药材,先进行筛选,去掉虫屎和灰渣,再进行杀虫处理,如量大可先杀虫再清理。常用杀虫方法有高温法(暴晒、烘烤、热蒸等)、磷化铝法等。

> **仓虫感染度**
>
> 仓虫感染度是指甲虫、蛾和螨类在中药中的个体数量。检查方法可用感官或5~10倍放大镜观察。仓虫感染度一般分为3级。
>
> 1. 甲虫类:将中药样品通过筛孔为2.5 mm的筛子,在筛出物中检查活、死甲虫数目,按1 kg样品中甲虫数来确定其感染度:1~5头为一级,6~10头为二级,超过10头为三级。
>
> 2. 蛾类:中药样品不必过筛,而用手挑。其感染度按甲虫类标准确定。
>
> 3. 粉螨类:将中药样品通过筛孔为0.5 mm的筛子,在筛出物中用放大镜检查粉螨的数目,按1 kg样品中粉螨数确定其感染度:不超过20头为一级,超过20头,但粉螨可自由移动,尚未形成团块的为二级,粉螨很多,已形成致密毡样团块,且移动困难的为三级。

(三)中药材霉变的救治与处理

霉变严重的中药材不再入药。对霉变较轻的中药材应及时处理,以减少或避免损失,处理办法一般可以分为以下几个方面。

1. 干刷去霉:即用棕丝刷或猪鬃刷直接刷去中药材表面的霉菌。去霉前后须经日光暴晒,其目的主要在于散发水分,保持中药干燥,有利刷掉菌丝,同时有助于杀灭霉菌。有些根茎类、皮类等形体较大的中药发霉后,均可采用本法干刷去霉。

2. 撞击去霉:发霉不严重的药材,经日晒或烘烤使之干透后,可放入撞笼或麻袋、布袋内来回摇晃,通过互相撞击摩擦,可以将霉去掉。发霉的药材较潮湿,如果不经过干燥,就不易把霉除掉。特别是有些圆形、类圆形或椭圆形的中药材,如泽泻、莪术等,若发霉较轻,可用撞击法去霉。

3. 淘洗去霉:凡不易用撞刷法去霉的中药材,可用水淘洗,淘洗时操作应快,禁水泡。淘洗时可将发霉的药材放入缸内或盆内,加水搓洗或刷洗,去霉后,捞出晒干即可。

4. 沸水喷洗去霉:沸水喷洗去霉,适宜于发霉严重又不宜淘洗的中药材。方法是将已霉的中药材摊晾在竹席上或洁净的地面上,用开水喷洒,待霉菌除去后及时晒干或烘干。采用沸水喷洗,由于水温高,不但去霉快,而且也有杀灭霉菌的作用。

5. 醋喷洗去霉:某些不能用水淘洗的已霉中药,如乌梅、山茱萸、五味子,以醋喷洗后闷润 1~2 h 再晾干。醋含醋酸,有杀灭霉菌的作用,但不能广泛用作去霉,一般每 50 kg 中药材用醋 2~3 kg 喷洗。

6. 酒喷洗去霉:有些活血祛瘀药,如川芎、莪术、当归等,若霉变严重时,宜采用白酒喷洗,喷洗后伏闷 30~60 min,再晾干。白酒喷洗既能去霉防腐,也能"助药势、通血脉"。

活动二 资料收集：中药材验收、储存与养护相关知识

学习目标

本活动通过四步完成相关资料收集，第一步收集中药材入库验收相关知识，第二步收集中药储存的品质变异相关知识，第三步收集中药材储存要求及检查相关知识，第四步收集中药养护基本方法。

建议课时

22课时。

学习过程

（一）中药材入库验收相关知识

1. 中药常规验收的项目有进货渠道合法性审查、_____验收、_____验收和商品质量检验_____检查、杂质检查、_____检查。

2. 中药材的入库验收除完成常规验收外，还应完成以下验收：

《中国药典》
《七十六种中药材规格标准》

《中国药典》
观察药材的形状、大小、色泽、表面特质、气味等。发现异样，抽样送质检部门进行显微镜检查和理化鉴别

《中国药典》
中药材含水量、灰分及杂质等不符合规定的,须加工处理合格后方可入库

《中国药典》
对要求做浸出物和含量测定的药材,进行测定,符合规定要求方能入库

3.中药材验收应如何抽样?

(1)破损、污染等异常情况的包件应_____检验。

(2)从同批药材中抽取供检药品:

药材总包件数1~4件的,_____取样;5~99件的,随机抽_____件取样;100~1 000件的,按_____取样;超过1 000件的,超过部分按_____取样;贵重药材,_____取样;对破碎的、粉末状的或体积大小在1 cm以下的药材,可用_____抽取样品。每一包件至少在_____个不同部位各取样1份,包件大的应从____cm以下的深处在_____部位分别抽取。

(3)每一包件的取样量:一般药材抽取_____g;_____的药材抽取25~50 g;贵重药材抽取_____g。

最终抽取的供检验用样品量一般不得少于检验所用量的_____,即1/3供实验室分析用,另1/3供_____用,其他1/3留样保存。

4.中药材验收记录应包括品名、产地、供货单位、到货数量、验收合格数量等内容,请各组设计中药材入库验收单并尝试填写。

（二）中药储存的品质变异相关知识

1. 中药品质变异现象是指中药在储藏、运输过程中，由于管理不当，在外界条件和自身性质的相互作用下，会逐渐发生_____或____变化，出现虫蛀、_____、变味、_____、_____等现象，直接影响中药的质量和疗效。

2. 虫蛀是指害虫侵入中药内部所引起的破坏作用，多发生在含_____、糖、_____、_____等成分的中药中。

3. 防治仓虫的方法有哪些？

4. 请为表3-2中药材选取合适的仓虫防治办法。

表3-2　常见中药材的仓虫防治

中药材	仓虫防治办法
蕲蛇	
蜈蚣	
薏苡仁	
党参	
大枣	
郁李仁	
蛤蚧	
全蝎	
山药	
泽泻	
当归	
灵芝	

5. 中药霉变又称发霉,是指中药_____后在适宜温度条件下,引发寄生在其表面或内部的_____大量繁殖,导致_____的现象。

一般的霉变都是从中药表面开始,轻微霉变及时处理,药材尚可应用。

严重的霉变,会引起中药失效,甚至产生有毒致癌物,导致无法使用。

> 黄曲霉菌所产生的黄曲霉素就是一种强致癌物,危害极大。研究表明,黄曲霉素毒性要比已知的致癌物质"二甲基亚硝胺"的毒性强75倍,它除可诱发动物实验性肝癌外,还可见其他部位也同时发生肿瘤。其中有些是恶性肿瘤,如肺鳞状上皮细胞癌、结肠癌、唾液腺癌、胃腺癌、泪腺癌、睾丸间质细胞瘤等。

6. 中药霉变的防治除了经常检查外,还有哪些方法?

7. 中药泛油又称_____或浸油,是指中药表面出现油状物质,质地_____、发黏、颜色_____,发出_____气味的现象。

8. 哪些中药材会发生泛油?请填入表3-3。

表3-3 常见泛油中药材

种类	药材举例
含植物油脂多的药材	
含黏液质(糖分)多的药材	
动物类药材	

> **中药酸败的原因**
>
> 1. 含植物油脂的中药：由于色素受光和长期与空气中 O_2 接触，高温影响其逐渐被氧化，产生有机化学反应，造成油脂分解，从而使其色泽加深，气味变异。
>
> 2. 含有黏液质的药材：吸湿性强，经过受湿热的过程，在氧化作用下，药材中的糖酸类物质被分解，产生了糖醛和其类似化合物，从而出现颜色变深，质地软，糖分外渗，手拿黏腻感。
>
> 3. 动物类药材：由于动物体内的脂肪、蛋白质等被氧化后，产生有机化学反应，由氧化物再分解成有异味的醛酮类物质，而具有强烈的"哈喇"气味。

9. 中药的变色指中药在采收加工、储存的过程中，由于保管养护不当而引起中药自身固有_____的现象。

10. 请查阅资料，完成表格 3-4。

表 3-4　常见变色中药材

变色因素	中药举例
酶的作用	大黄、牡丹皮变_____，黄芩变_____
中药成分	当归变_____、薄荷变_____、刺猬皮颜色变_____、泽泻和白芷颜色变_____、金银花变_____
空气	_____泛红，青矾失去原有青绿色泽，红升丹颜色变深，红花退色变黄，枸杞由红变黑，北沙参变_____，半夏变粉红、灰色以至黑色
杀虫剂	甘草硫熏后内部变_____，外部_____，银耳硫熏颜色变_____，矿物、动物类药易被磷化铝和氯化苦腐蚀而变色无法药用

11. 孙思邈《千金翼方》写到："夫药采取，不知时节，不以阴干暴干，虽有药名，终无药实，于朽木不殊，虚费人工。"请谈谈你对这段话的理解。

12. 含有易挥发成分,如_____的中药材气味容易散失。主要有伞形科、_____、樟科、_____、芸香科及姜科等植物药材,如当归、_____、_____、降香、_____、花椒、樟脑、_____、_____等。

13. 什么是风化?中药风化后还能否药用?请举例说明。

14. 什么是潮解?易潮解的中药有哪些?

15. 什么是升华?易升华的中药有哪些?

16. 什么是熔化?易熔化的中药有哪些?

> **中药熔化的原因**
>
> 1. 耐热性差：这类中药的软化点及熔点较低，耐热性差，受温度影响，便逐渐软化，甚至变为液体。例如，蜂蜡的熔点为 62~67 ℃，软化点为 40 ℃ 左右，夏季阳光直射时的地表温度在 50 ℃ 以上，特别是高原地带可达 60 ℃ 以上，隔窗照射的温度已接近其熔点、软化点温度，若直接处于阳光下暴晒即产生熔化。
>
> 2. 吸湿性强：含糖胶体的阿胶、鹿胶、龟甲胶、树脂类乳香、没药等中药，多含有可溶性糖、蛋白质、树胶等亲水性成分。如果储存温度高、湿度大，中药受热后体积产生膨胀，表面分子首先移位，并由于亲水成分的吸湿作用，大量吸收空气中水分，亲水成分溶解在吸附水中，使该类中药的结构发生变化。
>
> 3. 品质纯度低：该类中药品质纯度不高，含有较多杂质，也是造成融化的因素之一。如乳香、阿魏等树脂类中药，其所含树胶比例超出限量，则更容易吸水膨胀，树胶溶解，导致产生融化。

17. 容易发生腐烂的中药有哪些？

18. 什么是冲烧？容易发生冲烧的中药有哪些？

19. 鼠类喜吃含有淀粉、蛋白质、脂肪、糖类等的药材，请列举适合在仓库使用的防鼠方法。

（三）中药材储存要求及检查相关知识

1. 分类储存是中药商品储存的基本原则，是中药仓库做好养护的基础，也是中药仓储管理的一项有效措施。中药应分药材类、饮片类、中成药类和特殊中药类分库储存。

请查阅资料，完成表3-5。

表3-5 中药材的分类与储存

分类		储存要求
植物类	重点养护品种	
	花类品种	
	全草类	
	盐腌品种	
	鲜活品种	
动物类		
矿石贝壳类		

2. 中药堆码要合理，怕压中药应控制_____，防止造成包装箱挤压变形。

中药应按_____、品种、_____相对集中堆放，并分开堆码，不同品种或同品种不同_____药品不得混垛，防止发生错发、混发事故。

3. 垛与垛之间要有一定的距离：垛间距不小于_____cm，与库房内墙、顶、梁、温度调控设备及管道等设施间距不小于_____cm，与地面间距不小于_____cm。照明灯垂直下方不能堆放物料，其垂直下方与物料垛的水平间距不小于_____cm。

4. 请按照色标管理的要求,为下方相应区域涂上颜色。

待验药品库(区)

待发药品库(区)

合格药品库(区)

退货药品库(区)

不合格药品库(区)

中药饮片零货称取库(区)

5. 中药库房的八防措施包括防尘、_____、_____、防污染、_____、防鸟、_____、防火。

6. 可采用_____、_____、_____等防鼠工具及纱窗、门帘、灭蝇灯、吸尘器、除湿机等措施。库房应配置灭火器或灭火水枪。

7. 中药材属易燃品,库房内不准使用碘钨灯和超过____W以上的白炽灯等高温照明灯具及各种电器设备。确需使用除湿机等电器设备时,必须采取相应的安全措施。

8. 火硝、硫黄、樟脑、海金沙、干漆、松脂等中药材更为易燃。其中,火硝、硫黄、海金沙不仅有燃烧性质,且具有一定的助爆作用。因此,对这些药材应按以下原则储存保管:①单独存放于_____处,禁止在高温库房或_____直射处储存;②_____火源的地方储存;③与_____隔绝,防止雷电袭击造成起火;④禁止重压和摩擦;⑤包装上应加注"_____中药"字样。

9. 中药入库前应检查其数量、_____、变质情况等。若发现含水量超过安全范围或发霉、生虫等,需经适当处理后方能入库。

10. 中药在库检查的时间类型如表 3-6，请补充完整。

表 3-6　中药在库检查时间类型

检查类型	检查时间	检查重点
经常性检查		
不定期检查	上级领导部门组织的临时性检查	
定期检查		仓库主管：
		养护人员：

11. 什么是"三三四"药品养护检查法？请以小组为单位，录制一段视频来说明。

12. 一般中药检查的内容有哪些？

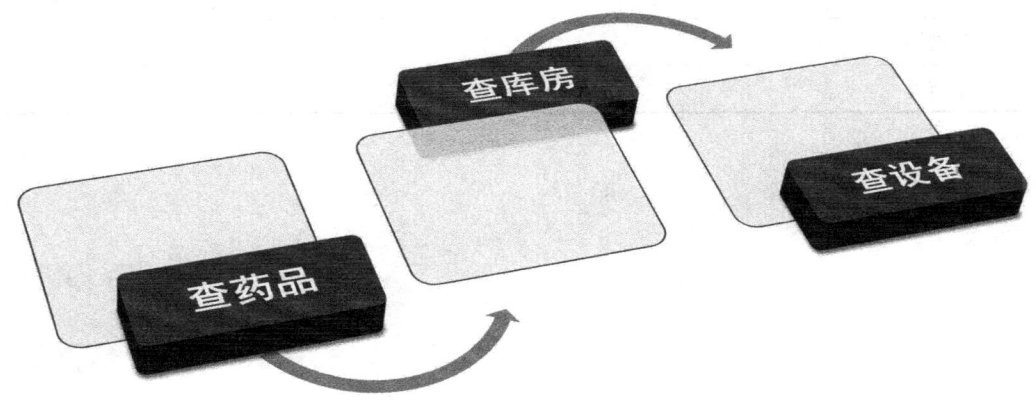

13. 请将重点检查的范围及方法填入表3-7。

表3-7 中药材常见质量问题与检查

药材	重点检查内容	检查方法
易虫蛀		
易发霉、泛油		眼看 手摸 鼻闻
易变色、气味散失		
易风化潮解		
易挥发、升华、熔化		

14. 不同类型的中药材，应当怎样检查其虫蛀和霉变情况？请以小组为单位，以具体品种为例，选取6种中药材，讲解其虫蛀和霉变情况的检查方法，并完成表3-8。

表3-8 常见中药材虫蛀和霉变检查

类别	虫蛀的检查方法	霉变的检查方法
根及根茎类		
藤木、皮类		
花类		
全草及叶类		
果实种子类		
动物类		
藻菌类		

15. 请正确连接以下药材与其泛油后对应的表象。

板蓝根

麦冬　　　　　　　　外皮色深,用手摩擦或敲击,溢出哈喇气味

酸枣仁　　　　　　　色泽变红,手感发黏,外表出现油状

黑芝麻　　　　　　　表面色泽加深,体质变软,断面呈油样

白果　　　　　　　　尾部手捏之不结实,内色棕黄色

巴豆　　　　　　　　破壳检查,种仁色泽加深,油哈气味强烈

蛤蚧　　　　　　　　质地变软,光泽减退,表面呈油样,严重者粘连成大块

蛤蟆油

16. 养护检查工作要有记录,包括_____记录、_____记录、_____记录,以及养护仪器的检查、_____、_____、_____记录。

17. 请根据相关要求,设计并学会填写中药养护检查记录表。

(四) 中药养护基本方法

1. 中药传统养护方法有哪些？适用范围是什么？怎样操作？请以表格或图示的形式展示。

 情景案例

现代中药养护技术

前面我们介绍了中药材发霉的根本原因，提出过度熏硫与磷化铝杀虫这类传统中药材养护方法，对于现代中药材流通弊大于利，将引发一系列行业问题。而新的养护方式破茧而出，将逐步替代传统落后仓储养护方法，下面让我们具体了解下，目前市面都有哪些主流的新型中药材养护技术。

(一) 低温养护技术

优点：低温养护无污染，安全性高。

常见的是冷库储存，就是将中药材储存在 2～10 ℃ 的冷库中。冷库储存既能防霉、防蛀、防油、防变色，又不影响药材品质，无污染，安全性高，效果十分理想。目前有实力的药商、药企都在建设冷库(图 3-7)。

缺点：低温养护投资巨大。

但是冷库的建设和运行耗资巨大，成本较高，比较适合价格较贵的中药材养护。冷库储存还需要注意出库以后由于温差变化产

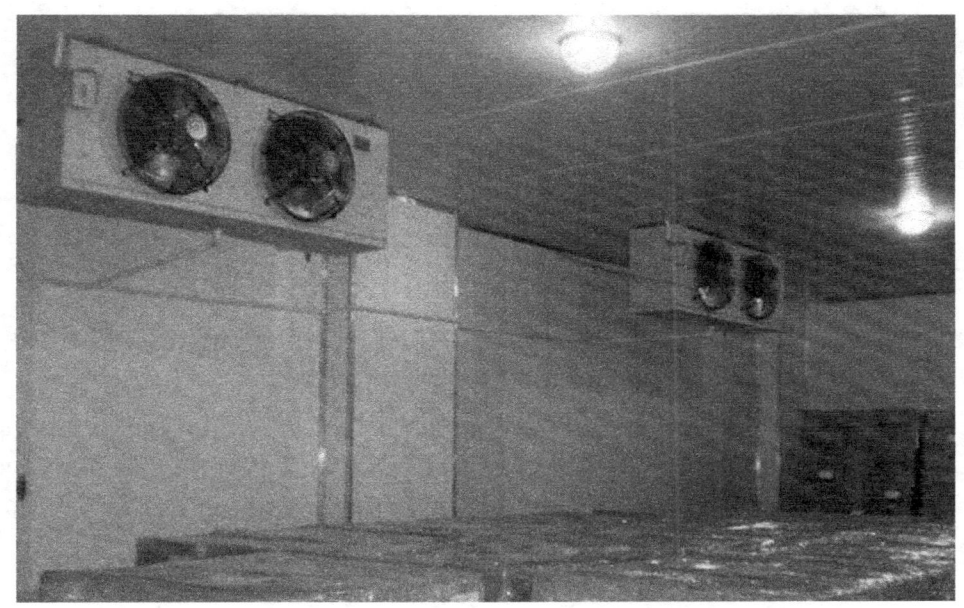

图3-7 中药材冷库

生的结露,结露会使得中药材从冷库转入常温库后的储存变得更为不易。

(二)气调养护技术

优点:气调养护核心是降氧,如何保证环境密封和有效降氧是技术成功的关键。目前常用的气调养护主要是充二氧化碳养护、充氮气养护以及通过化学反应降低氧气含量改变气体组成3种方法。

而绝大多数微生物以及所有的害虫生长都需要氧气,气调养护就是通过控制含氧量来达到抑制或杀死微生物和害虫的目的。防霉、防泛油、防虫的效果也相当理想,不影响药材品质,无污染安全性高,储存期长(图3-8)。

缺点:气调养护成本偏高。

气调养护要经过一定的技术培训,养护周期内需要定期测量水分、温度、气体含量等,并且需要注意防范外部老鼠咬破密封包或内部不规则药材刺破密封包而导致漏气。在气调养护过程中,药材查看、交易、取用较为不便,一旦打开,需对剩余药材重新进行气调养护。目前气调养护技术的整体成本还是偏高,比较适合较贵重中药材的长期储存养护。

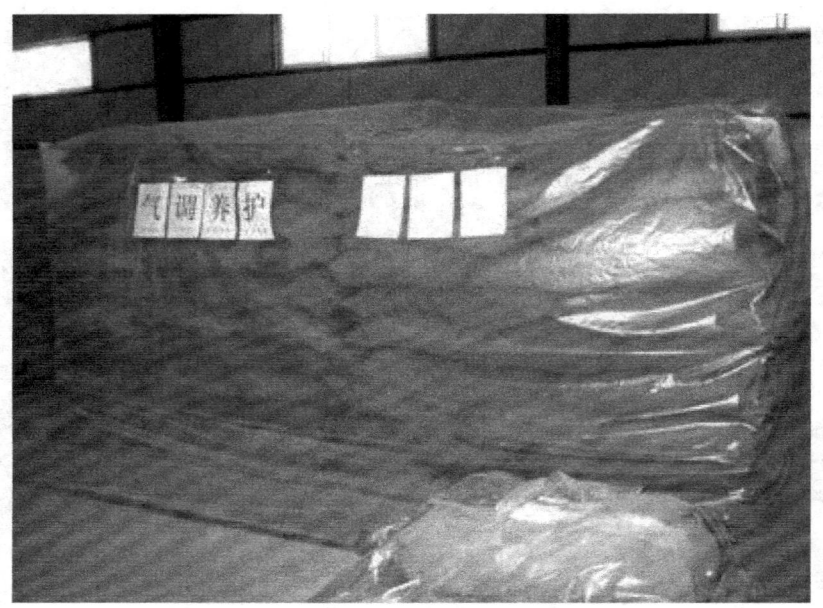

图 3-8　气调养护保护中药材

(三)精油熏蒸养护技术

优点：

1. **精油熏蒸古法与现代科学融合**　自 20 世纪末以来,精油的提取应用在世界范围内越来越受到重视,应用领域也不断得到拓展。精油缓释熏蒸养护是近年推出的一种全新养护方法,源于古法对抗同储,又融合了新时代科学配方。

2. **精油熏蒸原理简单**　其原理是,提取某些药材中的浓缩精油采用缓释技术进行固化造粒,通过缓释精油气体破坏细胞壁致使霉菌等微生物死亡以及抑制酶的活性来达到防霉、减缓泛油等作用。同时挥发精油还有驱虫抗虫作用,能有效防止外源性虫害入侵,降低蛀虫发生率,延长储存时间。

3. **精油熏蒸安全性高**　精油熏蒸养护对环境友好,对人无害,对中药材理化检测指标无不利影响。缓释技术可以让精油熏蒸产品的适用性大大加强,可以按中药材的不同包装方式有针对性地开发出不同规格型号的适用产品。既可以与中药材一同包装,实现动态养护;也可以放在包装袋外面缓释熏蒸,实现静态养护。一段时间以来,精油熏蒸养护的杀虫效果是其短板。随着对精油提取物研究的不断深入,最近精油熏蒸养护在防虫效果方面取得新突破。

4. 精油熏蒸方便灵活 研究发现,通过一些特殊防虫精油的挥发,对中药材害虫有驱避、拒食、脱水、熏杀、抑制生长发育等多种作用,能有效抑制害虫种群的形成,达到良好的防虫效果,同时又能做到安全环保。精油熏蒸养护无须添加其他设备投入和技术培训,养护过程中查看、交易、取用不受影响,使用非常方便灵活。与当前中药材产业小而散,整体储存条件比较简陋,技术水平不高的国情十分契合,发展前景广阔。

缺点:精油熏蒸有效期偏短。

一次使用的有效期偏短,适合中药材中短期储存和长距离运输过程中的养护。

(四)干燥养护技术

1. 微波干燥技术 微波采用波长为 1 mm ~ 1 m(不含)的高频(300 MHz ~ 300 GHz)电波对中药材进行加热干燥灭菌杀虫,不影响药材气味和外观。由于水能强烈的吸收微波能,所以含水量越高,产生热能越大。微波干燥技术不适合热不稳定性和不宜加热处理的中药材,在加热过程中应避免温度过高对药效产生影响。该技术存在干燥终点判断困难,对物料的尺寸和形状有一定要求等缺点。技术操作员在操作机器时应做好有效防护措施,以保证人身安全(图3-9)。

微波干燥技术作为一种高效能、低能耗、无污染、安全性高的新型干燥养护技术,比较适用于新鲜药材的干燥加工,是取代传统硫黄熏蒸干燥养护技术的一种选择,但不太适合中药材在储存阶段的养护。

2. 远红外线干燥技术 主要通过远红外线辐射中药材产生热能而达到干燥灭菌杀虫的目的,不影响中药材的气味和外观。远红外线干燥技术不适合热不稳定性和不宜加热处理的中药材,在加热过程中应避免温度过高对药效产生影响。该技术对物料的尺寸和形状有一定要求,也不适用于不易吸收远红外线的药材。

远红外线干燥技术干燥速度快,穿透力强,加热均匀,物料表面和内部同时干燥;具有较高的杀菌、杀虫及灭虫卵能力;设备造价低,运行成本相对便宜。适合于含水量大、易腐烂变质或贵重中药材及中药饮片的快速干燥,如鹿茸、牡丹皮、西洋参、黄芩、陈皮、金银花、人参等。

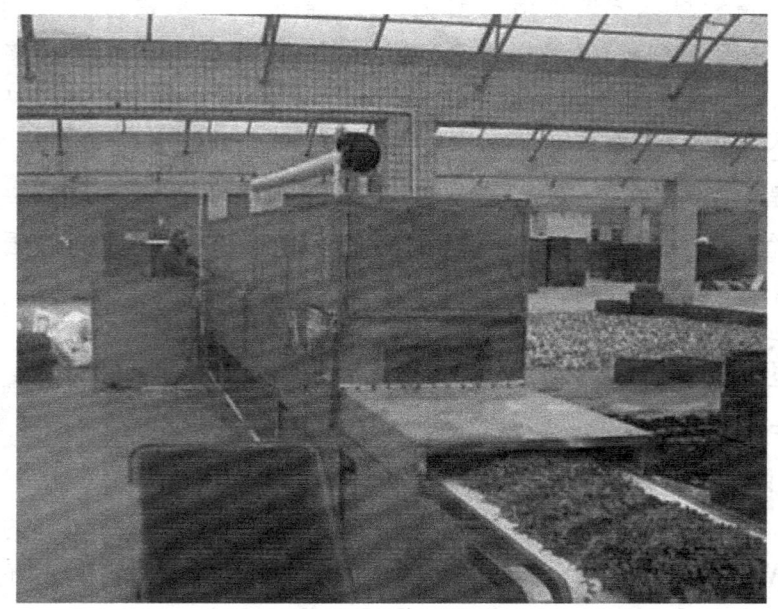

图3-9 中药材微波干燥机器

3.射线辐照养护 目前较多用于中药材灭菌杀虫的是 $^{60}Co-\gamma$ 射线，γ 射线具有极强的穿透力，可杀灭药材内外部的害虫、虫卵和微生物，具有作用时间短、见效快、效果显著等特点。

但是出于对放射法的疑虑，一些国家尚不广泛接受，如欧盟不接受经放射处理的药材；同时，射线辐照养护技术投资大，要求防护措施严，设备复杂，费用高，维护不易，并不适宜在一般仓库进行。

4.除湿机干燥养护 相当于是传统仓库通风除湿的升级加强版，其工作原理是在制冷系统作用下将表冷器的温度降至空气露点温度以下，由风扇将潮湿空气抽入机内与表冷器进行热交换，湿空气中的水汽遇冷凝结成水珠排出，产生干燥空气排入室内，如此循环使室内湿度降低。

该技术在高温高湿季节能有效防止中药材返潮，通过控制湿度抑制霉菌生长，但对蛀虫、泛油等效果不明显。

同时，除湿机干燥养护对仓库有一定要求，需要根据仓库实际空间大小选择合适功率的仓库专用除湿机，使用过程中安排定期维护清洗，以保证除湿效果。如果中药材本身水分含量偏高，则会影响实际使用效果。

综上所述：现行中药材养护技术在实际应用中各有优势，但也都有其局限性，需要根据仓储条件、药材特性、储存周期等情况选择适合的养护方法。相信随着对中药材品质要求的不断提升，现有的养护技术将会越来越完善，新的养护技术也将得到广泛应用，并成为中药材科学保管养护的热点。

需要注意的是，无论采取何种技术来养护中药材，一定要在中药材霉变、泛油、蛀虫之前进行，以防为主，防治结合，确保中药材的质量和安全性不受影响。

图3-10为中药材天地网智库关于现代中药养护技术的观点。

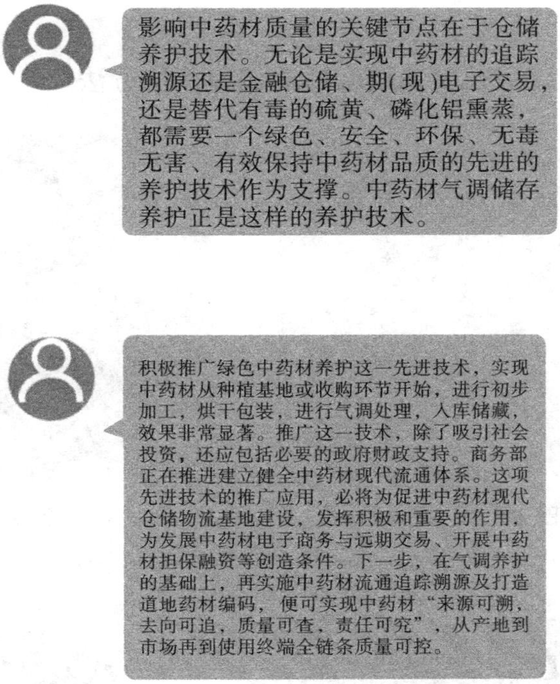

影响中药材质量的关键节点在于仓储养护技术。无论是实现中药材的追踪溯源还是金融仓储、期(现)电子交易，还是替代有毒的硫黄、磷化铝熏蒸，都需要一个绿色、安全、环保、无毒无害、有效保持中药材品质的先进的养护技术作为支撑。中药材气调储存养护正是这样的养护技术。

积极推广绿色中药材养护这一先进技术，实现中药材从种植基地或收购环节开始，进行初步加工，烘干包装，进行气调处理，入库储藏，效果非常显著。推广这一技术，除了吸引社会投资，还应包括必要的政府财政支持。商务部正在推进建立健全中药材现代流通体系。这项先进技术的推广应用，必将为促进中药材现代仓储物流基地建设，发挥积极和重要的作用，为发展中药材电子商务与远期交易、开展中药材担保融资等创造条件。下一步，在气调养护的基础上，再实施中药材流通追踪溯源及打造道地药材编码，便可实现中药材"来源可溯、去向可追、质量可查、责任可究"，从产地到市场再到使用终端全链条质量可控。

图3-10　中药材天地网智库观点

1. 阅读情景案例,查阅相关资料,整理出中药现代养护的方法。

2. 比较各类养护方法的优缺点和适用范围。

3. 尝试为以下药材选取合适的储存养护方法。

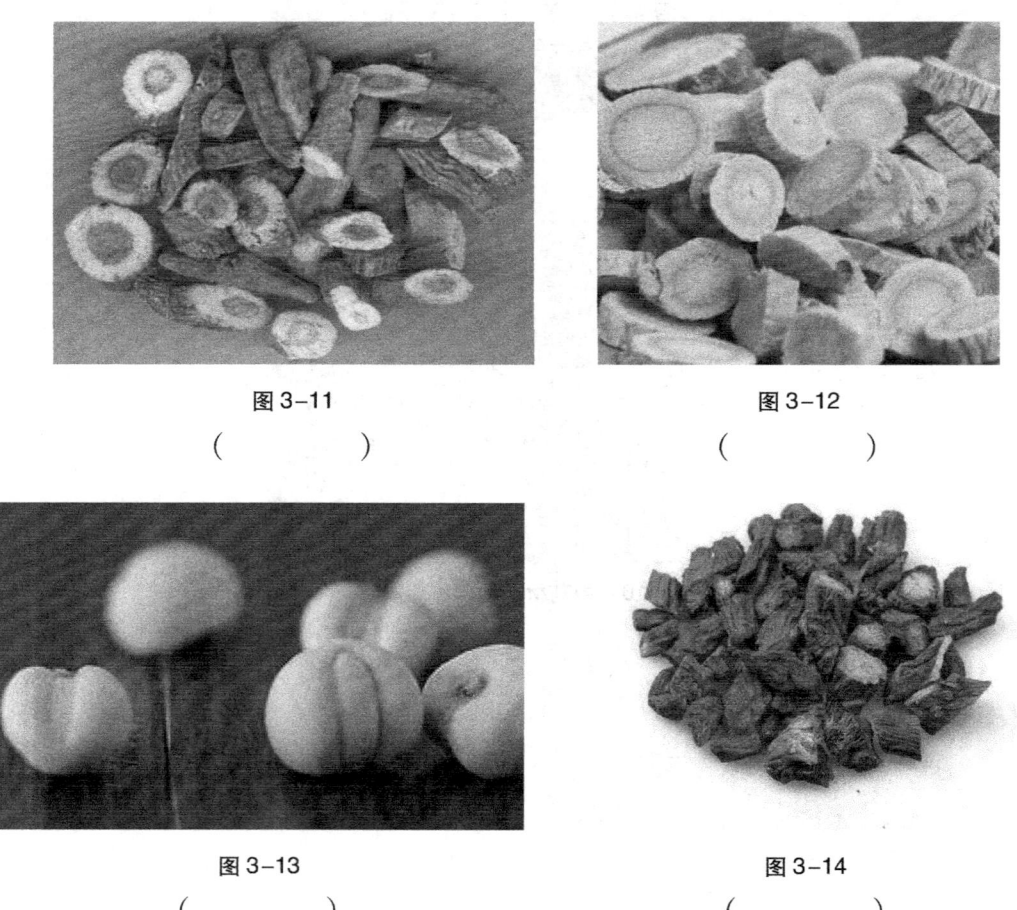

图 3-11　　　　　　　　　　　图 3-12
（　　　）　　　　　　　　　（　　　）

图 3-13　　　　　　　　　　　图 3-14
（　　　）　　　　　　　　　（　　　）

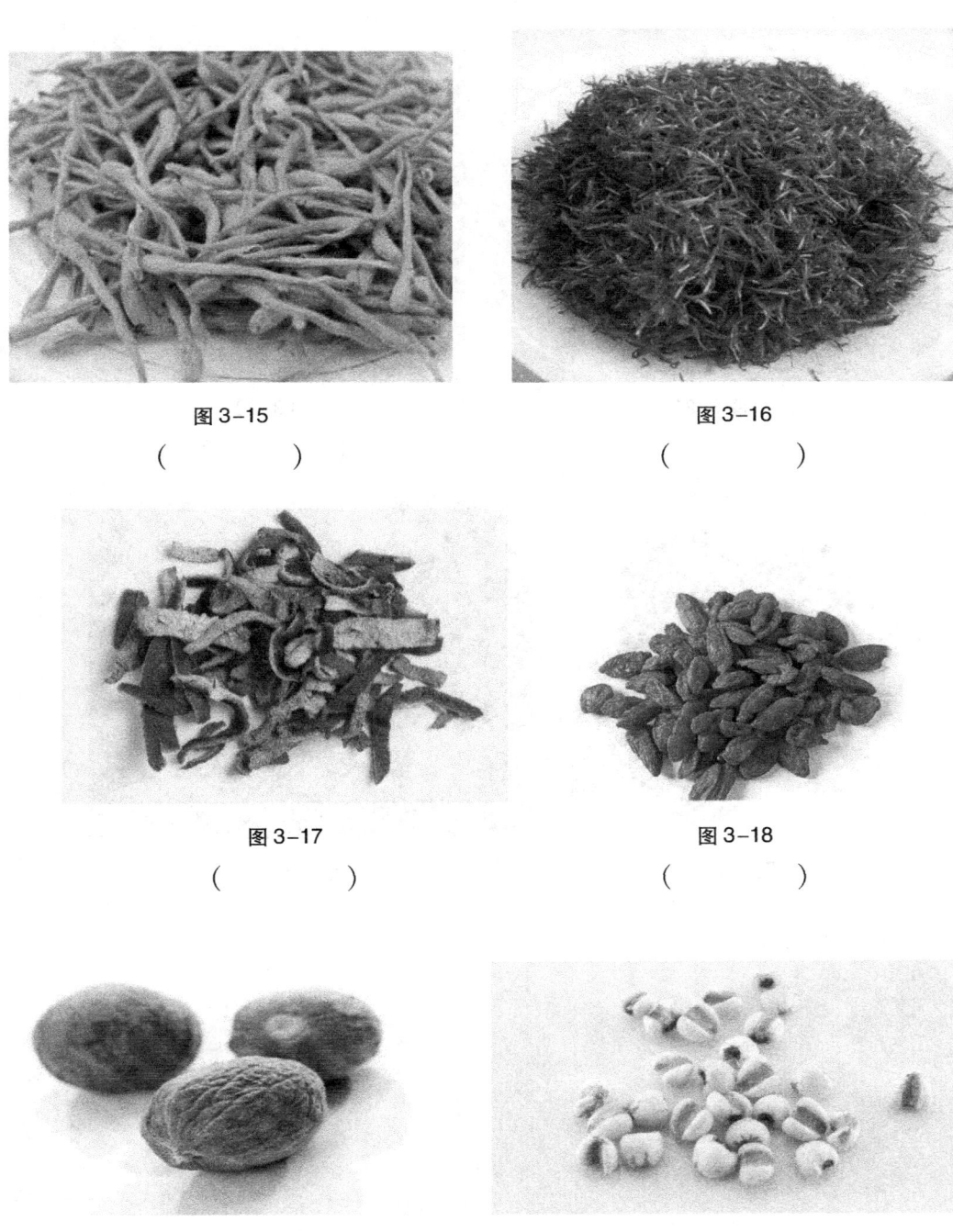

图 3-15　（　　　）

图 3-16　（　　　）

图 3-17　（　　　）

图 3-18　（　　　）

图 3-19　（　　　）

图 3-20　（　　　）

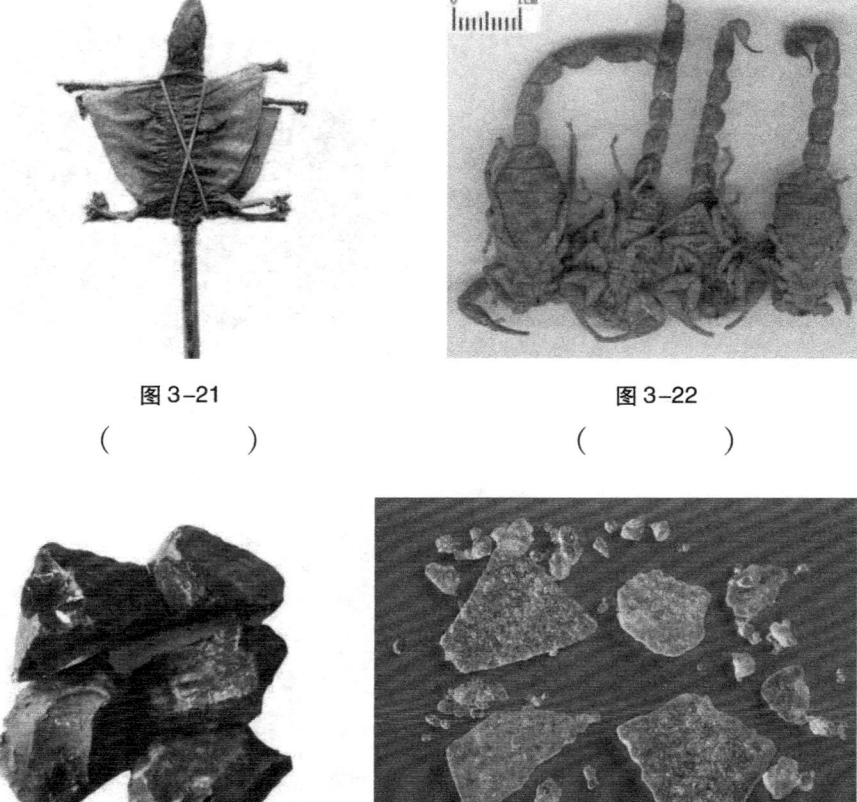

图 3-21

(   )

图 3-22

(   )

图 3-23

(   )

图 3-24

(   )

活动三　制定方案：制定中药材仓储养护方案

学习目标

本活动通过三步完成制定方案，第一步整理中药仓储养护的相关知识，第二步选定所需的工具及设备，第三步制定方案。

建议课时

4课时。

学习过程

（一）整理中药仓储养护的相关知识

列出本组方案所需的相关资料。

(二)选定所需的工具及设备

请在表 3-9 中列出选定的工具及所使用场地。

表 3-9　设备工具

设备工具	要求或用途	备注	场地

(三)制定方案

1. 需完成的任务:

2. 小组分工:

(四)小结与评价

1.个人自我小结:

2.评价
(1)依据学习要求,教师评价学生是否已熟练掌握相关知识。
(2)以小组为单位,进行以用时及小组成员合作融洽程度为考察内容的比赛,合作最佳、用时最短、方案最优者为优胜。

活动四 方案实施：对中药材进行仓储养护

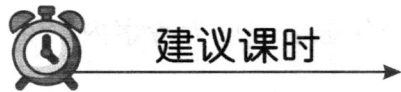

学习目标

本活动通过两步完成方案实施，第一步方案实施前准备，第二步实施方案展示。

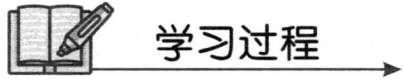

建议课时

6课时。

学习过程

(一) 方案实施前准备

1. 个人准备　①仪表端庄，着装整洁。②相关知识准备充分。
2. 物品准备　请在表3-10中填写所需物品。

表3-10　物品单

	名称	数量	准备情况	备注
1				
2				
3				
4				
5				
6				
7				
8				

续表 3-10

名称	数量	准备情况	备注
9			
10			
11			
12			
共计		领取小组	
领取人		领取日期	

3. 场地准备　请在表 3-11 中记录场地准备情况。

表 3-11　场地准备记录

	检查项目		检查结果	异常情况	备注
1	卫生检查				
2	安全检查	电			
		电器			
3	其他				
	检查人			检查日期	

(二) 实施方案展示

1. 展示要点：

2. 注意事项：

活动五 总结评价：评价中药材仓储养护结果

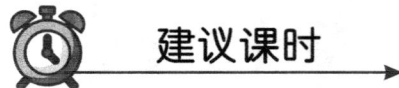

本活动通过两步完成总结评价，第一步各组展示自我评定结果，其他小组进行讨论评议，第二步填写方案实施评价单，并对本组实施效果进行总结。

建议课时

4课时。

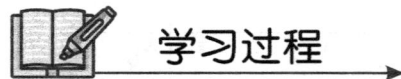

（一）自我评定及小组评价

1. 小组自我评定：

2. 其他小组主要评价：

(二)填写方案实施评价单

中药材仓储养护学习评价见表3-12。

表3-12 中药材仓储养护学习评价

项次	项目要求		配分	评分细则	自评得分	小组评价	教师评价
1.素养(40分)	纪律情况(15分)	按时到岗,不早退	5	违反规定,每次扣5分			
		积极思考,回答问题	5	根据上课统计情况得1~10分			
		三有一无(有本、笔、书,无手机)	5	违反规定每项扣3分			
		执行教师命令	0	此为否定项,违规酌情扣10~100分,违反校规按校规处理			
	职业道德(10分)	能与他人合作	3	不符合要求不得分			
		主动帮助同学	3	能主动帮助同学得3分,被动得1分			
		追求完美	4	对工作精益求精且效果明显得4分,对工作认真得3分,其余不得分			
	5S(10分)	桌面、地面整洁	5	自己的工位桌面、地面整洁无杂物得5分,不合格不得分			
		物品定置管理	5	按定置要求放置得5分,其余不得分			
	快速阅读能力(5分)		5	能快速准确明确任务要求并清晰表达得5分,能主动沟通在指导后达标得3分,其余不得分			
2.职业能力(40分)	优秀	任务分析翔实、方案正确,具有较强的分析、解决问题的能力	40	能全部达标得35~40分,部分达标得30~34分			
	良好	任务分析较翔实、方案基本正确,具有一定的分析、解决问题的能力	30	能全部达标得25~30分,部分达标得20~24分			
	合格	方案基本正确,表达不够清楚,分析、解决问题的能力一般	20	能全部达标得15~20分,部分达标得10~14分			
	不合格	方案设计不正确,表达不清楚,分析、解决问题的能力差	10	能全部达标得5~10分,部分达标得1~4分			

续表 3-12

项次	项目要求		配分	评分细则	自评得分	小组评价	教师评价
3.工作页完成情况（20分）	按时完成工作页（20分）	及时提交	5	按时提交得5分，迟交不得分			
		内容完成程度	5	按完成情况分别得1~5分			
		回答准确率	5	视准确率情况分别得1~5分			
		有独到的见解	5	视见解程度分别得1~5分			
总分							
加权平均（自评20%，小组评价30%，教师评价50%）							

教师签字： 　　　　　　　　　　　　　组长签字：

请你根据以上打分情况，对本任务中的工作和学习状态进行总体评述（从素养的自我提升方面、职业能力的提升方面进行评述，分析自己的不足之处，描述对不足之处的改进措施）：

教师指导意见：

活动六 拓展任务：中药材仓储养护练习

1. 中药传统养护技术中不包括（　　）。
   A. 气调养护　　　B. 密封养护　　　C. 埋藏养护
   D. 除湿养护　　　E. 暴晒养护
2. 引起花类药材变色的主要因素是（　　）。
   A. 日光　　　　　B. 空气　　　　　C. 温度
   D. 湿度　　　　　E. 成分
3. 霉菌易萌发的相对湿度是（　　）。
4. 下列哪种干燥方法，药材的温度最高？（　　）。
   A. 暴晒　　　　　B. 高温烘燥　　　C. 木炭烘燥
   D. 石灰干燥　　　E. 翻垛通风
5. 下列哪味药与冬虫夏草共储可防止其霉变、虫害？（　　）。
   A. 红花　　　　　B. 藏红花　　　　C. 花椒
   D. 细辛　　　　　E. 肉桂
6. 下列哪种中药材最易虫蛀？（　　）。
   A. 黄连　　　　　B. 商陆　　　　　C. 白芷
   D. 紫草　　　　　E. 芒硝
7. 在饮片储藏过程中，为防止害虫入侵，最有效、最基本的方法是（　　）。
   A. 清洁卫生　　　B. 密闭　　　　　C. 通风
   D. 干燥　　　　　E. 冷藏
8. 乳香在储存过程中最易出现（　　）。
   A. 泛油　　　　　B. 发霉　　　　　C. 腐烂
   D. 潮解　　　　　E. 粘连
9. 易散失气味的根类中药为（　　）。
   A. 苦参　　　　　B. 当归　　　　　C. 牛膝
   D. 地榆　　　　　E. 威灵仙
10. 易变色的中药是（　　）。
    A. 芫花　　　　　B. 辛夷　　　　　C. 密蒙花
    D. 旋覆花　　　　E. 金银花

11. 中药入库检查的项目有哪些?

12. 简述中药材当归的养护方法。

13. 中药储存中可用于吸湿防潮的药物材料有哪些?

14. 气调养护的一般操作程序是什么?

15. 写出预防中药霉变的措施。

16. 气调养护中要将密闭环境下氧的浓度控制在2%以下才能有效地杀灭害虫,试分析原因。

17. 案例分析

某药厂购进一批丹参,质检人员按照现行版《中国药典》规定分别进行丹参酮ⅡA、丹酚酸B检验,均符合规定。在仓储过程中,发现部分生霉,便用水浸泡半小时后再淘洗,然后置日光下暴晒至干。质检人员重新实施检验,结果以上两项指标均远低于现行版《中国药典》规定。

请分析该养护员的操作是否合理,是什么原因造成了丹参的品质下降?

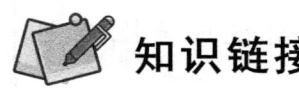

知识链接

(一)水分测定方法

《中国药典》(2015年版一部)规定有4种水分测定方法,即烘干法、甲苯法、减压干燥法、气相色谱法。烘干法适用于不含或少含挥发性成分的药品;甲苯法适用于含挥发性成分的药品;减压干燥法适用于含有挥发性成分的贵重药品。气相色谱法是用无水乙醇吸收中药中的水分,用外标法分析测定药材中的水分,该方法具有迅速、灵敏度高的优点。

(二)硫黄的杀菌作用

升华硫有杀菌(含真菌)、除疥虫作用,其作用是由于与皮肤接触后变为硫化氢与多硫化物所致。升华硫并有溶解皮肤角质的作用。中医认为其酸,温,有毒。外用止痒杀虫疗疮;内服补火助阳通便。

(三)动物类药材虫蛀检查

蛤蚧、壁虎的尾部完整与否对疗效有很大关系,因此,检查蛤蚧、壁虎时,除了从表面观察外,还应用手捏一下尾部,看其是否坚实。如感觉虚空时,则应注意检查。

检查桑螵蛸时,用手将其折断观察内部,如窝内的虫卵有黏性浆汁,说明还未死亡,到一定时候又会孵化变虫,破巢而出,造成损

(四)树脂、干膏类药材的储存养护

树脂、干膏类药材具有受热熔化、变软、黏结的特点,应储存于干燥、阴凉、避光的库房。库温应控制在30 ℃以下,相对湿度为70%~75%。储存芦荟、安息香等,垛底应垫衬纸,防止流失、污染。储存阿魏等有强烈气味的品种,宜单独存放或选防潮容器密封,避免与其他药材串味。定期检查包装,防止破损、受热外溢。

> 阿魏含挥发油,具有强烈而持久的蒜样特异臭气,安全水分为8%以下,宜密闭,置阴凉干燥处,避免与其他药材串味。
>
> 丹参的脂溶性成分和水溶性成分均为丹参的有效成分,产地加工、炮制、提取等过程中应避免有效成分的损失。在丹参清洗过程中,应注意抢水洗。
>
> 丹参酮ⅡA是丹参中主要的脂溶性有效成分,不仅具有天然抗氧化活性、天然心血管药理作用以及抗菌消炎作用,还具有明显的抗肿瘤作用,但丹参酮ⅡA性质不稳定,在光照条件下易分解。
>
> 丹酚酸类化合物的酚羟基在高温下极易氧化。
>
> 因此,在丹参干燥过程中应采取阴干法。该批药材,在去霉过程中,未实施抢水洗而造成水溶性成分丹酚酸B大量损失,又由于在干燥过程置日光下暴晒,致使丹参酮ⅡA分解和丹酚酸B氧化,故出现两项指标均远低于《中国药典》规定。

(五)中药质量的传统鉴定法

传统的方法是利用自己的感觉器官去检查药材的形状、大小、色泽、表面、质地、断面(包括折断面或切断面)、气味等特征及含杂质情况。

1. 形状是指药材和饮片的外形。观察时一般无须预处理,如观察很皱缩的全草叶或花类时,可先浸湿使软化后,展平,观察。观察某些果实、种子类时,如有必要可浸软后,取下果皮或种皮,以观察内部特征。

2. 大小是指药材和饮片的长短、粗细(直径)和厚薄。一般应测量较多的供试品,可允许有少量高于或低于规定的数值。测量时应用毫米刻度尺。对细小的种子或果实类,可将每10粒种子紧密排成一行,以毫米刻度尺测量后求其平均值。

3. 色泽是指在日光下观察的药材和饮片颜色及光泽度。如用两种色调复合描述颜色时,以后一种色调为主。例如,黄棕色,即以棕色为主。

4. 观察药材或饮片表面特征、质地和断面特征时,供试品一般不做预处理。如折断面不易观察到纹理,可削平后进行观察。

5. 检查药材或饮片气味时,可直接嗅闻,或在折断、破碎或搓揉时进行。必要时,可用热水湿润后检查。

6. 检查药材或饮片味感时,可取少量直接口尝,或加热水浸泡后尝浸出液。有毒药材和饮片如需尝味时,应注意防止中毒。

7. 药材和饮片外观不得有虫蛀、发霉、其他物质污染等异常现象。

(六)中药质量的理化检测法

理化检测法是采用仪器和化学试剂来鉴别药材质量的一种有效的方法。理化检测虽然不如传统鉴定法简便迅速,但是由于精确而科学,故在《中国药典》中列为法定的检验方法,对不同药材有不同的标准。

在《中国药典》中,除规定药材的"组织"和"粉末"应用显微镜和化学方法进行鉴别外,尚列有检查一项,包括药材的水分、灰分、酸不溶性灰分、浸出物含量和挥发油测定等,并规定有具体的指标。

任务四　中药饮片仓储养护

教学目标

1. 能准确描述中药饮片储存的品质变异现象及原因。
2. 能准确、完整地对中药饮片进行检查。
3. 能正确设计中药饮片的储存养护方案,独立对常见的中药饮片进行正确的储存养护操作,并填写记录。
4. 能灵活使用各种工具查阅资料,具备团队合作精神和主动解决问题的能力。
5. 形成爱岗敬业的态度和社会责任感。

建议课时

16 课时。

工作情境描述

在梅雨季节,部分中药饮片保存不善容易出现生虫、霉变、走油等现象。几天前,市民王某到市区某药店买药,发现店里放着好几只筛子晾晒中药,仔细一看,其中一味药的颜色已经发黑,闻上去一股霉味,另有一味药上面布满虫眼。这些中药还能用吗?药店营业员说"先晒晒看"。王某对中药略懂一二,他又看了看柜台上装在玻璃罐里的三七,也明显有霉变的痕迹。

同样,市民李大妈也有类似遭遇。前两天,她到市区某药店,想多买点黄芪,跟她还算熟识的营业员却劝她少买一点,让她过些天再来买。李大妈回家后把买来的黄芪打开仔细一看,发现黄芪被虫蛀过了,还有些受潮。

王某和李大妈都很关心一个问题:中药饮片有没有保质期?发霉变质的中药还能卖吗?消费者万一买到了怎么办?

各医药公司都会要求门店做好中药饮片的保管、养护工作,不得出现生虫、霉变、走油等变质现象,发现中药饮片生虫、霉变,药店一般会进行烘干、翻晒,严重的则报废处理。该市某医药连锁有限公司门店管理部部长、药师江某介绍,太和堂各门店每季度都要对中药饮片进行养护,对容易虫蛀、霉变的品种重点养护,每月要求检查养护一次,发现虫蛀、霉变等情况及时处理,处理方式主要通过筛选、烘晒,虫蛀、霉变严重影响药效的即报废处理(图4-1)。

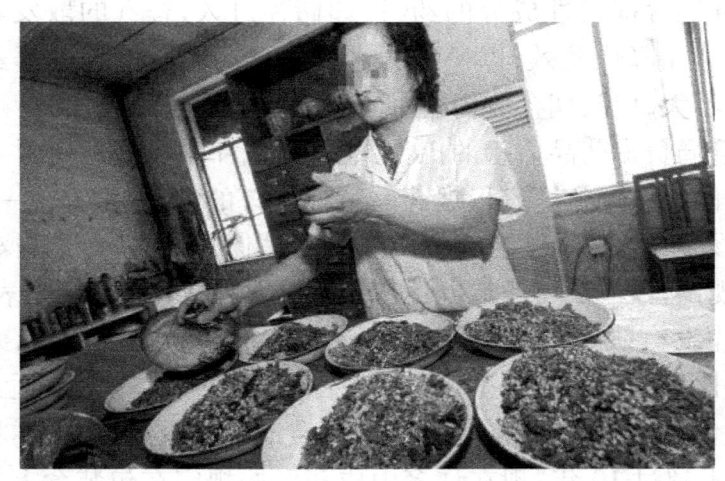

图4-1 调配中药饮片

不少市民表示,自己在购买中药时很少考虑保质期。有市民甚至认为,中药不可能有保质期,因为有的中药越陈越好,如陈皮,放得越久,治病效果越好;像人参、阿胶之类贵重中药材还有收藏价值,放置时间越长,跟古董一样还有可能会增值。

为了防止买到霉变中药饮片,江某提醒,消费者可以到中药饮片销售量相对较大的大医院、大药店购买,因为那里中药饮片不可能放置很长时间,另外保存条件和环境相对较好;一服中药是由多味药材组成的,消费者购买时最好叫药师先单份称量,然后再分服混装,这样更容易发现霉变中药饮片;中药建议现买现吃,对用于长期调理和保健的中药,家庭保管时,可根据药性采取小包装密封冷藏,发现霉变或变味,应向药师咨询后使用。

如何辨别中药材是否变质?市中医院中药房主任吴某介绍,可以闻气味、看外观。中成药都有其特有的气味,若有酸败发霉的气味,就是变质的结果;当归、枸杞等含有大量脂肪油、黏糖成分,虽然不容易被虫蛀,但时间一长极易走油,就是表面会出现油一样的物质,这样的中药就完全没有了药效。消费者如果不能确定中药是否可以继续用,可以找专业人士辨别。

中药材在储藏保存过程中,易发生虫蛀、发霉、变质,多数中药都需要妥善保存,才能延长保质期。中药饮片因药性不同,储存方法也不同。传统方法有生石灰吸潮、乙醇养护等;现代养护方法有暴晒、摊晒、高温烘燥、密封、木炭干燥、通风等;新技术养护方法有对抗养护法、气调养护法、低温养护法等。一些药材储存时间长了,虽然外观没有变质现象,但药效会降低,如薄荷、藿香、紫苏等含挥发性成分的药材,如储存过久,香气的散发就会严重影响药的质量,从而降低药效;以矿物为主的药材,如龙骨、硝石等药性较为稳定,久储问题不大,但长期存放仍会对药效产生影响。

市场监管局负责药品监管的工作人员介绍,中药饮片目前并没有明确规定保质期,有的保质期是厂家根据药品特性制订的,国家没有统一标准;中药饮片进入市场流通后,要求销售企业建立药品保管相关制度和操作规程,消费者发现违规销售现象,可拨打电话96311投诉。这名工作人员表示,虽然国家对中药饮片没有统一的保质期标准,并不等于中成药就可以无限期地保存;中医药界比较普遍的看法是,中草药在有效期内,且采用了适当的保存方法,才能真正保质。一般来说,草本植物保质期不超过2年,木本植物不超过4年,矿物质不超过10年;现在许多中成药已按规定在包装盒上打印了产品批号、生产日期和有效期,一旦过了有效期,药效将大打折扣,甚至不能再服用。

有关人士提议,应尽快出台中药材有效期的强制性保质法规;强化对霉变、虫蛀等变质或失效中药材的销毁监督;建立对药房进出药材的质检抽查制度等。

事实上,中药饮片的质变率相比其他药品要高得多,这不得不引起药店经营者的重视。由于中药饮片品种繁多、性质各异,有的怕热,有的怕光,有的易吸湿,如果养护不当就会发生虫蛀、发霉、变色、泛油、腐烂等变质现象。因此,熟悉各种饮片的性能,摸清饮片储藏养护规律,并采取合理的养护措施,对于中药饮片的销售人员是至关重要的。

如何科学、有效地储存养护中药饮片?请同学们帮助该药店的中药饮片(表4-1)设计一份储存养护方案,以尽可能避免饮片的质量变异,减少损失。

表 4-1 该药店经营的部分中药饮片清单

序号	品名	序号	品名	序号	品名
1	阿魏	30	藁本	59	硼砂
2	艾叶	31	狗脊	60	蒲公英
3	八角茴香	32	枸杞	61	蕲蛇
4	巴豆	33	桂圆肉	62	千金子
5	白果	34	蛤蚧	63	全瓜蒌
6	白芷	35	蛤蟆油	64	人参
7	柏子仁	36	红花	65	肉苁蓉
8	斑蝥	37	红娘子	66	肉豆蔻
9	薄荷	38	厚朴	67	肉桂
10	萹蓄	39	花椒	68	乳香
11	冰片	40	黄柏	69	桑白皮
12	苍术	41	黄芪	70	桑葚
13	车前草	42	火麻仁	71	桑叶
14	陈皮	43	鸡内金	72	砂仁
15	川乌	44	鸡血藤	73	山药
16	刺猬皮	45	金银花	74	锁阳
17	大黄	46	九香虫	75	檀香
18	大蓟	47	菊花	76	糖参
19	大青盐	48	款冬花	77	天冬
20	大青叶	49	昆布	78	蟋蟀
21	大枣	50	莲子心	79	盐车前子
22	胆矾	51	枳实	80	薏苡仁
23	当归	52	女贞子	81	茵陈
24	党参	53	鹿茸	82	玉竹
25	丁香	54	绿矾	83	郁李仁
26	独活	55	马齿苋	84	皂角刺
27	防风	56	芒硝	85	泽泻
28	蜂蜡	57	玫瑰花	86	樟脑
29	佛手片	58	明矾	87	紫苏叶

活动一　获取任务：中药饮片仓储养护

学习目标

通过该活动，我们要查阅资料，读懂任务书，明确任务书的要求。

建议课时

2课时。

学习过程

（一）识读任务书

1. 请同学们用红笔画出工作情境描述中的关键词，并把关键词抄在下面空白处。

2. 请同学们写出阅读工作情境描述的感想。

（二）请同学们查阅资料完成下列内容

1. 什么是梅雨季节？

2. 什么是中药饮片？中药饮片如何分类？

3. 中药饮片有没有保质期？是不是放得越久，药效越好？

4. 生虫、霉变的中药饮片经过处理，还能不能药用？

5. 对中药饮片做好养护措施就可以一劳永逸，不需要再定期进行检查了吗？

（三）小结与评价

1. 个人自我小结。

2. 评价

（1）依据教学目标，教师评价学生是否已熟练掌握相关知识。

（2）以小组为单位，进行资料查询比赛，以用时最短、查找资料最准确为优胜。

活动二　资料收集：中药饮片验收、储存与养护相关知识

学习目标

本活动通过三步完成相关资料收集，第一步收集中药饮片入库验收相关知识，第二步收集中药饮片储存要求相关知识，第三步收集中药饮片在库检查养护知识。

建议课时

4 课时。

学习过程

（一）中药饮片入库验收相关知识

1. 中药饮片入库前，_____人员应对品名、_____、生产企业、_____、生产日期、合格标识、_____、_____、验收结果及验收日期逐一登记并签字。

2. 购进国家实行批准文号管理的中药饮片，还应当检查核对_____。

3. 发现假冒、劣质中药饮片，应当及时封存并报告当地_____。

4. 除验收数量、检查包装外，应依据现行版《中国药典》《全国中药炮制规范》等标准，鉴别_____，同时还应对其净度、_____、_____、气味、_____等进行严格检查，重点检查饮片是否存在该制不制、_____、_____等情况。

5. 中药饮片验收中如发现虫蛀、发霉、泛油、变色、气味散失、潮解溶化、腐烂等现象，为质量检验不合格。

6. 中药饮片含水量应在 9%～13%，切制饮片的含水量不应超过_____。

7. 切制饮片要求片形均匀，无整体片、连刀片、斧头片。不规则片不得超过_____，灰屑不超过_____。完成表 4-2。

表 4-2 中药饮品切制规格

形态		厚度/宽度(mm)	举例
片	极薄片		鹿茸
	薄片		半夏
	厚片		大黄
段	短段		
	长段		全草类
块			附子
丝及类丝		2~3	
叶类丝		5~10	

8. 炮制饮片应色泽均匀,虽经切制或炮制,但仍具有原有的____和____,不应带有异味或气味消失。

请在表4-3中填写常见中药的炮制要求。

表 4-3 中药饮品炮制品种与要求

序号	炮制品种	性状要求	纯度要求
1	炒黄		
2	炒焦		
3	炒炭		
4	土炒		
5	麸炒		
6	蜜炙		
7	酒炙、醋炙		
8	盐炙		
9	油炙		
10	姜汁炙		
11	烫制		
12	蒸制		
13	煮制		
14	煅制		
15	发芽类		
16	发酵类		

9. 中药饮片验收内容包括：

（1）品种验收

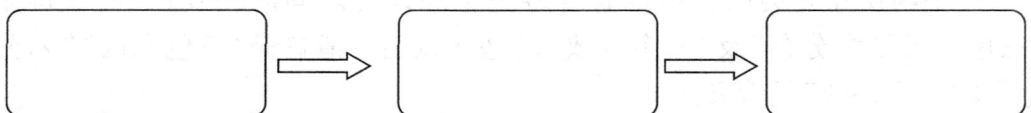

（2）质量验收

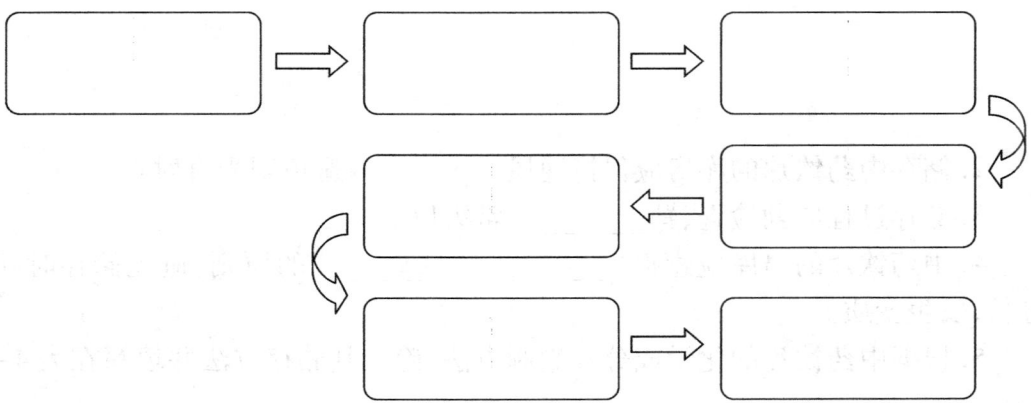

（3）包装验收：请将中药饮片包装验收的要求与注意填写在表4-4中。

表4-4　中药饮片包装验收

包装验收项目	要求及注意
包装材料	
破损情况	
污染情况	
数量	

（二）中药饮片储存要求相关知识

1. 中药饮片分类储存可以有效避免中药饮片之间的相互影响，应遵循"三色六区""六分存"及"三个一致"的基本原则。请解释"三色六区""六分存"及"三个一致"的含义。

2. 储存中药饮片的库房应保持通风、_____、避免阳光直射。

3. 储存过程应勤检查、勤_____、常灭鼠。

4. 中药饮片的出库应遵循"_____、_____"的原则，避免储存时间过长，发生变质。

5. 根据中药饮片的化学成分及炮制方法，确定其储存方法并填写在表4-5中。

表4-5　中药饮品类型及储存

饮片类型	储存方法	实例
含淀粉多		
含挥发油多		
含糖和黏液质较多		
种子类		
酒炙和醋炙		
盐炙		
蜜炙		
矿物类		
易虫蛀、霉变、泛油、变色的植物类/动物类		
细贵		
毒麻		
易燃		

（三）中药饮片在库检查养护知识

1. 常用的中药饮片养护技术有：清洁养护法、除湿养护法、_____、密封养护法、_____、化学药剂养护法、_____、_____、无菌包装养护法。

2. 如果饮片含水量超过安全标准能否采用密封养护法？药房和药店存货量少时，是否需要密封储存？

3. 易虫蛀的饮片有哪些？如何进行在库检查和养护？

4. 易霉变的饮片有哪些？如何进行在库检查和养护？

5. 易泛油的饮片有哪些？如何进行在库检查和养护？

6. 易变色的饮片有哪些？如何进行储存养护？

7. 易气味散失的饮片有哪些？如何进行储存养护？

8. 易风化的饮片有哪些？如何进行储存养护？

9. 易潮解的饮片有哪些？如何进行储存养护？

10. 易软化、熔化的饮片有哪些？如何进行储存养护？

活动三 制定方案：制定中药饮片仓储养护方案

学习目标

本活动通过三步完成制定方案，第一步整理中药饮片储存养护的相关知识，第二步选定所需的工具及设备，第三步制定方案。

建议课时

2 课时。

学习过程

（一）整理中药饮片储存养护的相关知识

列出本组方案所需的相关资料。

（二）选定所需的工具及设备

请在表 4-6 中列出选定的工具及所使用场地。

表4-6 设备工具表

设备工具	要求或用途	备注	场地

(三) 制定方案

1. 需完成的任务：

2. 小组分工：

(四) 小结与评价

1. 个人自我小结：

2. 评价
(1) 依据学习要求，教师评价学生是否已熟练掌握相关知识。
(2) 以小组为单位，进行以用时及小组成员合作融洽程度为考察内容的比赛，合作最佳、用时最短、方案最优者为优胜。

活动四 方案实施:对中药饮片进行仓储养护

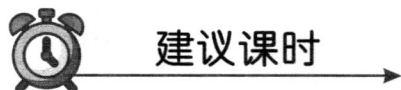

本活动通过两步完成方案实施,第一步方案实施前准备,第二步实施方案展示。

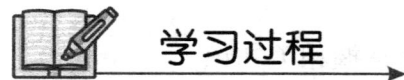

6课时。

学习过程

(一)方案实施前准备

1. 个人准备 ①仪表端庄、着装整洁。②相关知识准备充分。
2. 物品准备 请在表4-7中填写物品准备。

表4-7 物品单

	名称	数量	准备情况	备注
1				
2				
3				
4				
5				
6				
7				
8				

续表 4-7

	名称	数量	准备情况	备注
9				
10				
11				
12				
	共计		领取小组	
	领取人		领取日期	

3. 场地准备　请在表 4-8 中记录场地准备情况。

表 4-8　场地准备记录表

	检查项目		检查结果	异常情况	备注
1	卫生检查				
2	安全检查	电			
		电器			
3	其他				
	检查人			检查日期	

（二）实施方案展示

1. 展示要点：

2. 注意事项：

活动五 总结评价：评价中药饮片仓储养护结果

学习目标

本活动通过两步完成总结评价，第一步各组展示自我评定结果，其他小组进行讨论评议，第二步填写方案实施评价单，并对本组实施效果进行总结。

建议课时

2 课时

学习过程

（一）自我评定与小组评价

1. 小组自我评定

2. 其他小组主要评价

（二）填写方案实施评价单

中药饮片仓储养护学习评价见表4-9。

表4-9 中药饮片仓储养护学习评价

项次		项目要求	配分	评分细则	自评得分	小组评价	教师评价
1.素养（40分）	纪律情况（15分）	按时到岗，不早退	5	违反规定，每次扣5分			
		积极思考，回答问题	5	根据上课统计情况得1~10分			
		三有一无（有本、笔、书，无手机）	5	违反规定每项扣3分			
		执行教师命令	0	此为否定项，违规酌情扣10~100分，违反校规按校规处理			
	职业道德（10分）	能与他人合作	3	不符合要求不得分			
		主动帮助同学	3	能主动帮助同学得3分，被动得1分			
		追求完美	4	对工作精益求精且效果明显得4分，对工作认真得3分，其余不得分			
	5S（10分）	桌面、地面整洁	5	自己的工位桌面、地面整洁无杂物得5分，不合格不得分			
		物品定置管理	5	按定置要求放置得5分，其余不得分			
	快速阅读能力（5分）		5	能快速准确明确任务要求并清晰表达得5分，能主动沟通在指导后达标得3分，其余不得分			
2.职业能力（40分）	优秀	任务分析翔实、方案正确，具有较强的分析、解决问题的能力	40	能全部达标得35~40分，部分达标得30~34分			
	良好	任务分析较翔实、方案基本正确，具有一定的分析、解决问题的能力	30	能全部达标得25~30分，部分达标得20~24分			
	合格	方案基本正确，表达不够清楚，分析、解决问题的能力一般	20	能全部达标得15~20分，部分达标得10~14分			
	不合格	方案设计不正确，表达不清楚，分析、解决问题的能力差	10	能全部达标得5~10分，部分达标得1~4分			

续表 4-9

项次	项目要求		配分	评分细则	自评得分	小组评价	教师评价
3.工作页完成情况（20分）	按时完成工作页（20分）	及时提交	5	按时提交得5分,迟交不得分			
		内容完成程度	5	按完成情况分别得1~5分			
		回答准确率	5	视准确率情况分别得1~5分			
		有独到的见解	5	视见解程度分别得1~5分			
总分							
加权平均（自评20%，小组评价30%，教师评价50%）							

教师签字： 组长签字：

请你根据以上打分情况，对本任务中的工作和学习状态进行总体评述（从素养的自我提升方面、职业能力的提升方面进行评述，分析自己的不足之处，描述对不足之处的改进措施）：

教师指导意见：

活动六 拓展任务：中药饮片仓储养护练习

1. 常用的中药饮片养护技术有哪些？

2. 中药饮片分类储存的原则是什么？

3. 列举5种中药饮片易发生的质量变异现象。

4. 易虫蛀饮片的养护措施有哪些？

5. 简述中药饮片的验收要求。

6. 简述各种养护技术的具体应用。

7. 分别分析中药饮片红花、贝母可能出现的变异现象及原因。

 **知识链接**

（一）中药饮片炮制品的验收

1. 炒制品：清炒或辅料炒均要求色泽均匀，略带焦斑。生片、糊片不得超过2%。

炒黄药物色泽均匀，有药材固有气味，生片、糊片不得超过2%。

炒炭药物基本保持原片型，生片和完全炭化片不得超过5%，不允许灰化。

2. 烫制品：色泽均匀，质地酥脆。生片、糊片不得超过2%。

3. 煅制品：煅透、酥脆、易碎，研粉应颗粒均匀。未煅透者不得超过3%。

4. 蒸制品：蒸制后药物表面略鼓起，内无生心，色泽黑润，未蒸透的不得超过3%。

5. 煮制品：煮透、无生心。有毒饮片煮制后，应口尝无麻舌感。未煮透的不得超过3%。

6. 发芽类发芽率不得低于85%，水分小于13%，药屑杂质小于1%。

7. 蜜炙色泽均匀，有光泽，不粘手，有辅料香气。生片、糊片不得超过2%，药屑、杂质不得超过0.5%，水分不得超过15%。

8. 果实种子类药含药屑、杂质小于3%；根茎类药含药屑、杂质小于2%；动物类药含水分7%～13%。

9. 中药饮片根、根茎、藤木类含水分应控制在7%～13%；饮片的水分9%～13%。

(二)常见易变中药饮片储藏实例

1. 山药：山药因含较丰富的淀粉、黏液质等，若储存不当，最易虫蛀、霉变、变色或断碎。储存时，应保持安全水分12%～14%。注意防霉、防蛀，保持色泽洁白。储量大时，梅雨季节前开箱日晒后，稍晾装箱；也可拌入少量牡丹皮防蛀，置通风干燥处储存。

2. 黄芪：黄芪主要含有皂苷类、黄酮类、多糖类等成分。易虫蛀、受潮发霉，储存过久会使色泽变深。其安全水分为1%～14%。置通风干燥处，防潮、防蛀。麸炒黄芪、蜜炙黄芪不宜久储，以随用随炒为宜。

3. 大黄：大黄主要含有蒽醌类化合物和鞣质。饮片受潮易虫蛀、发霉、变色，质量好的易泛油，以生大黄、酒大黄、制大黄变异明显。其安全水分为15%以下。置通风干燥处，防蛀。

4. 苦杏仁：本品含苦杏仁苷及脂肪油。夏季遇热，极易泛油；受潮易发霉、酸败和变色；温湿度适宜也会虫蛀。置阴凉干燥处，防蛀。

5. 紫苏叶：本品含挥发油。受热挥发油挥发，气味散失；受潮易发霉、变色。宜置阴凉干燥处。不宜久储，否则香气逐渐淡薄，影响质量。

6. 芒硝：本品为含水硫酸钠（$Na_2SO_4 \cdot 10H_2O$）。长期与空气接触易风化、潮解。宜置密闭容器内，30 ℃以下保存，防风化。

7. 阿胶珠：本品含蛋白质、氨基酸等。受热或受潮易粘连、发霉。安全水分11%～13%，宜置阴凉干燥处，密闭储存。

8. 冰片：本品具有挥发性，易燃，能升华。宜密封，置阴凉处。

任务五　中成药仓储养护

 教学目标

1. 能准确描述中成药储存的品质变异现象及原因。
2. 能根据中成药的质量特性进行分类及储存操作。
3. 能发现库藏中成药在储存养护过程中出现的问题并进行分析解决。
4. 能灵活使用各种工具查阅资料,具备团队合作精神和主动解决问题的能力。
5. 形成爱岗敬业的态度和社会责任感。

 建议课时

18 课时。

 **工作情境描述**

双黄连注射液是一种常用的中成药(图 5-1),出现感冒发热、头痛脑热,打上几针,比很多抗生素便宜多了。而且还有很多人认为既然是中药制剂,它的副作用比抗生素要小,应该更安全。

2010 年 9 月 1 日,国家食品药品监督管理总局和卫生部同时发布通报称,某药业有限公司生产的双黄连注射液在使用中出现严重不良事件,要求有关药品经营企业和各级各类医疗机构立即停止销售和使用。国家食品药品监督管理总局和卫生部对该事件发生的原因进行调查发现,多个药业生产的规格为 20 mL、多批次双黄连注射液被抽检不合格,原因是该产品中有肉眼就能观察到的异物。中药注射液在生产、储存与养护过程中因产生不溶物而引起严重不良反应的报道日渐增多,已引起药检部门的高度重视。

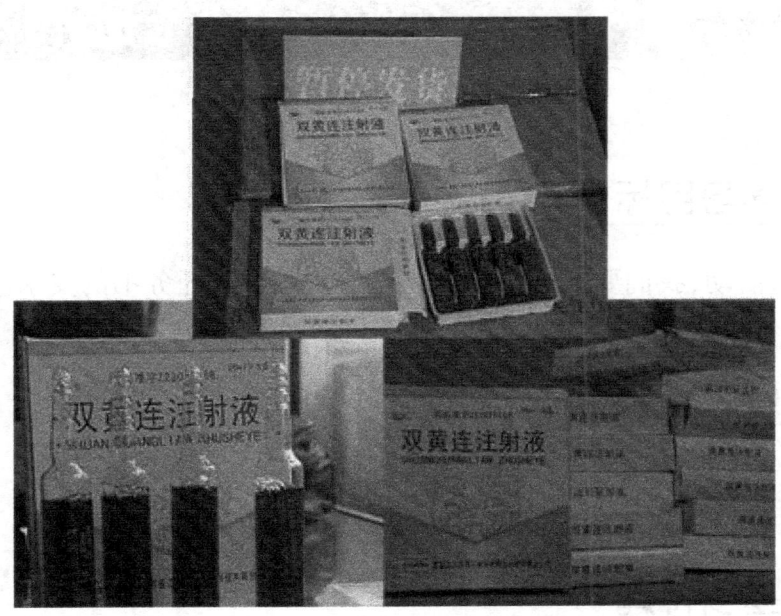

图5-1 双黄连注射液

光头强看到这些新闻后,感悟颇深,觉得自己身上的责任重大。于是紧急召开会议,讨论如何加强熊出没医药有限公司中成药的管理,以避免此类事件的发生。同学们,你们能为他们出谋划策,设计一份中成药的储存养护方案吗?方案一定要按剂型分类,合理、可行。

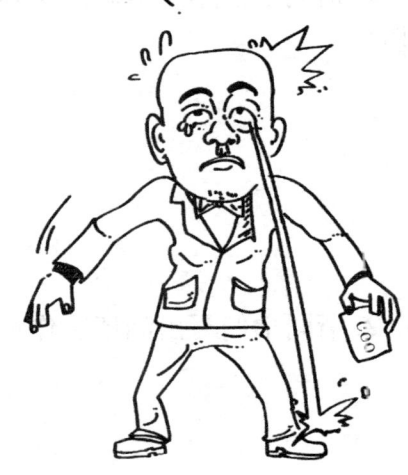

活动一　获取任务：中成药仓储养护

学习目标

通过该活动，我们要查阅资料，读懂任务书，明确任务书的要求。

建议课时

2课时。

学习过程

（一）识读任务书

1. 请同学们用红笔画出工作情境描述中的关键词，并把关键词抄在下面空白处。

2. 请同学们写出阅读工作情境描述的感想。

（二）请同学们查阅资料完成下列内容

1. 什么是中成药？

2. 双黄连注射液是不是中成药？它的成分是什么？

3. 中成药都有哪些剂型？请列出常用的剂型并举例代表品种。（以小组为单位，以图画或制作 PPT 的方式展示）

（三）小结与评价

1. 个人自我小结：

2. 评价

（1）依据教学目标，教师评价学生是否已熟练掌握相关知识。

（2）以小组为单位，进行资料查询比赛，以用时最短、查找资料最准确为优胜。

活动二 资料收集：中成药质量标准、验收及储存养护相关知识

学习目标

本活动通过三步完成相关资料收集，第一步收集中成药剂型及质量标准相关知识，第二步收集中成药验收与储存相关知识，第三步收集中成药易变品种的养护知识。

建议课时

8 课时。

学习过程

（一）中成药剂型及质量标准相关知识

1. 丸剂：是指饮片细粉或提取物加适宜的其他辅料制成的球形或类球形制剂，分为_____、_____、_____、_____和_____等类型。

2. 丸剂的水分要求：蜜丸和浓缩蜜丸所含水分不超过_____，水蜜丸和浓缩水蜜丸不超过_____，水丸、糊丸和浓缩水丸不超过_____。蜡丸不检查水分。

3. 散剂是指饮片或提取物经粉碎、均匀混合制成的粉末状制剂。分为_____散剂和_____散剂。供制散剂的饮片、提取物均应粉碎，除另有规定外，散剂应为细粉，儿科用散剂应为最细粉。

4.《中国药典》对散剂在水分、外观、无菌等方面有什么质量标准?

5. 什么是颗粒剂?《中国药典》对颗粒剂在粒度、水分、溶化性、外观等方面有什么质量标准?

6. 什么是片剂?有哪些分类?

7.《中国药典》对片剂的外观、重量差异、崩解时限、发泡量等是如何要求的?

8. 解释锭剂、煎膏剂、胶剂、酒剂、茶剂和糖浆剂的含义。

9. 请简要写出胶囊剂和软膏剂的定义及质量标准。

10. 什么是注射剂？可分为哪几类？

11. 注射剂在包装、外观、装量、重金属及有害元素残留量等方面的质量标准是什么？

12. 简要写出气雾剂和喷雾剂的含义及质量标准。

13. 简要写出眼用制剂、鼻用制剂和栓剂的含义及质量标准。

(二) 中成药验收与储存相关知识

1. 中成药除进行包装、_____、说明书的检查、_____、生产批号的检查外,还需进行_____检查、内在质量检查。

2. 查阅资料,将表5-1补充完整。

表5-1 常见中药剂型的外观要求及内在质量检查

剂型		外观要求	内在质量检查
丸剂			
散剂			
颗粒剂			
片剂			
煎膏剂(膏滋)			
胶剂			
糖浆剂			
合剂(口服液)			
胶囊剂			
酒剂			
膏药			
注射剂	注射液		
	注射用无菌粉末		
栓剂			

3. 中成药储存可按照剂型和数量将仓库划分为若干个货区,分类存放,设立货位卡,做到货、账、卡相对应,便于科学管理,防止差错发生,从而保证药品的质量。实际工作中,一般按剂型结合药物自身特性要求,根据_____、_____分开的原则,选择每一类中成药最合适的储存地点,请据此完成表5-2。

表 5-2　不同中成药剂型的储存

剂型	易变质原因	储存要求	常见类型或品种
液体及半固体			
一般固体			
水针剂类			
胶、黏剂类			

（三）中成药易变品种的养护知识

1. 查阅资料，找到常用中成药剂型的变质原因及防护原则，并列举具体品种，以表格的形式展示。

2. 简单分析山楂丸、天麻胶囊、化痣栓在储存养护过程中要注意的问题。

活动三 制定方案：制定中成药仓储养护方案

学习目标

本活动将通过三步完成制定方案，第一步整理中成药仓储养护的相关知识，第二步选定所需的工具及设备，第三步制定方案。

建议课时

2 课时。

学习过程

(一) 整理中成药仓储养护的相关知识

列出本组方案所需的相关资料。

(二)选定所需的工具及设备

请在表 5-3 中列出选定的工具及所使用场地。

表 5-3　设备工具

设备工具	要求或用途	备注	场地

(三)制定方案

1. 需完成的任务：

2. 小组分工：

(四)小结与评价

1. 个人自我小结：

2. 评价
(1)依据学习要求,教师评价学生是否已熟练掌握相关知识。
(2)以小组为单位,进行用时以及小组成员合作融洽程度为考察内容的比赛,合作最佳、用时最短、方案最优者为优胜。

活动四 方案实施：对中成药进行仓储养护

学习目标

本活动通过两步完成方案实施，第一步方案实施前准备，第二步实施方案展示。

建议课时

4 课时。

学习过程

（一）方案实施前准备

1. 个人准备　①仪表端庄、着装整洁。②相关知识准备充分。
2. 物品准备　请在表 5-4 中填写所需物品。

表 5-4　物品单

	名称	数量	准备情况	备注
1				
2				
3				
4				
5				
6				
7				
8				

续表 5-4

名称		数量	准备情况	备注
9				
10				
11				
12				
共计			领取小组	
领取人			领取日期	

3. 场地准备　请在表 5-5 中记录场地准备情况。

表 5-5　场地准备记录表

	检查项目		检查结果	异常情况	备注
1	卫生检查				
2	安全检查	电			
		电器			
3	其他				
检查人				检查日期	

(二) 实施方案展示

1. 展示要点：

2. 注意事项：

活动五 总结评价：评价中成药仓储养护结果

学习目标

本活动通过两步完成总结评价，第一步各组展示自我评定结果，其他小组进行讨论评议，第二步填写方案实施评价单，并对本组实施效果进行总结。

建议课时

2课时。

学习过程

（一）自我评定及小组评价

1. 小组自我评定：

2. 其他小组主要评价：

（二）填写方案实施评价单

中成药仓储养护学习评价见表5-6。

表5-6　中成药仓储养护学习评价

项次		项目要求	配分	评分细则	自评得分	小组评价	教师评价
1.素养（40分）	纪律情况（15分）	按时到岗，不早退	5	违反规定，每次扣5分			
		积极思考，回答问题	5	根据上课统计情况得1~10分			
		三有一无（有本、笔、书，无手机）	5	违反规定每项扣3分			
		执行教师命令	0	此为否定项，违规酌情扣10~100分，违反校规按校规处理			
	职业道德（10分）	能与他人合作	3	不符合要求不得分			
		主动帮助同学	3	能主动帮助同学得3分，被动得1分			
		追求完美	4	对工作精益求精且效果明显得4分，对工作认真得3分，其余不得分			
	5S（10分）	桌面、地面整洁	5	自己的工位桌面、地面整洁无杂物得5分，不合格不得分			
		物品定置管理	5	按定置要求放置得5分，其余不得分			
	快速阅读能力(5分)		5	能快速准确明确任务要求并清晰表达得5分，能主动沟通在指导后达标得3分，其余不得分			
2.职业能力（40分）	优秀	任务分析翔实、方案正确，具有较强的分析、解决问题的能力	40	能全部达标得35~40分，部分达标得30~34分			
	良好	任务分析较翔实、方案基本正确，具有一定的分析、解决问题的能力	30	能全部达标得25~30分，部分达标得20~24分			
	合格	方案基本正确，表达不够清楚，分析、解决问题的能力一般	20	能全部达标得15~20分，部分达标得10~14分			
	不合格	方案设计不正确，表达不清楚，分析、解决问题的能力差	10	能全部达标得5~10分，部分达标得1~4分			

续表 5-6

项次		项目要求	配分	评分细则	自评得分	小组评价	教师评价
3. 工作页完成情况（20分）	按时完成工作页	及时提交	5	按时提交得5分，迟交不得分			
		内容完成程度	5	按完成情况分别得1~5分			
		回答准确率	5	视准确率情况分别得1~5分			
		有独到的见解	5	视见解程度分别得1~5分			
总分							
加权平均（自评20%，小组评价30%，教师评价50%）							

教师签字：　　　　　　　　　　　　　组长签字：

请你根据以上打分情况，对本任务中的工作和学习状态进行总体评述（从素养的自我提升方面、职业能力的提升方面进行评述，分析自己的不足之处，描述对不足之处的改进措施）：

教师指导意见：

活动六 拓展任务：中成药仓储养护练习

1. 仓库中储存的一批中药乳膏在使用中发现水油分离，部分还有酸败气味，试分析是什么原因造成的。该类制剂在储存过程中要注意哪些问题？

2. 查阅资料，分析表5-7中中成药的成分，写出它们在储存养护过程中要注意的问题。

表5-7 常见中成药的成分与储存养护要点

药品	成分	储存养护要点
冰硼散		
藿香正气软胶囊		
京万红		
丁桂儿脐贴		
小儿止咳糖浆		
十滴水		
银柴颗粒		
紫雪散		
朱砂安神丸		
三黄片		
六味地黄丸		
香砂养胃丸		
金银花露		
蜂王浆胶囊		
柴胡注射液		
注射用血栓通（冻干）		
小青龙合剂		
冰珍清目滴眼液		
马应龙痔疮膏		
草珊瑚含片		

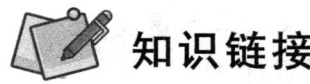 知识链接

片剂外观检查

麻面：片面粗糙不光滑。

裂片：片剂受到震动或经放置时从腰间裂开或顶部脱落一层的现象。

飞边：药片的边缘高过片面而突出，形成不整齐的薄边。

毛边：药片边缘有缺口。

花斑：片面呈现较明显的斑点。

龟裂与爆裂：片面或边缘发生裂纹甚至部分包衣裂掉。

暗斑：系指片面若隐若现的斑点。

松片：将药片放在中指与示指间，用拇指轻轻压即碎裂。

（一）冰硼散的储存养护

【处方】冰片、硼砂（煅）、朱砂、玄明粉。

【性状】本品为粉红色的粉末；气芳香，味辛凉。

【包装】每瓶装3 g，内包装材质为药用塑料瓶。

本品中含易挥发药品冰片，因此包装要求密封。在入库前以及储存过程中，应注意检查包装是否完整，有无破漏的痕迹；储存期间检查库房温湿度，宜置阴凉干燥处。

（二）藿香正气软胶囊的储存养护

【处方】苍术、陈皮、厚朴（姜制）、白芷、茯苓、大腹皮、生半夏、甘草浸膏、广藿香油、紫苏叶油。

辅料为明胶、甘油、巧克力棕、苋菜红、精制玉米油、大豆磷脂、蜂蜡。

【性状】藿香正气软胶囊为软胶囊，除去胶囊后，内容物为棕褐色膏状物；气芳香，味辛、苦。

【包装】铝塑泡罩包装；药用塑料瓶装。

高温环境会加速软胶囊中明胶的氧化程度，如不注意对外界因素的控制，软胶囊制剂就会出现崩解时限不合格，因此，储藏时应尽

量注意低温、避光,要求相对湿度为35%~65%,温度为15~25 ℃,仓库保管员每日要进行两次温湿度检查,并做好记录。当温湿度超过规定范围时,应开启除湿机和温控设备,以控制温湿度。

(三)马应龙痔疮膏的储存养护

【处方】人工麝香、人工牛黄、珍珠、炉甘石(煅)、硼砂、冰片、琥珀。

辅料为凡士林、羊毛脂、二甲亚砜。

【性状】为浅灰黄色或粉红色的软膏;气香,有清凉感。

【包装】复合管包装。

本品是外用药,储存应和内服药分开。软膏剂应避光、密封,放在阴凉处储存。避免温度的过高、过低引起膏体基质分层。

任务六 特殊中药仓储养护

教学目标

1. 能准确描述特殊中药的分类及各类常见品种。
2. 能根据各类特殊中药的性质特点进行分类及储存操作。
3. 能发现各类特殊中药在储存养护过程中出现的问题并进行分析解决。
4. 能灵活使用各种工具查阅资料,具备团队合作精神和主动解决问题的能力。
5. 形成爱岗敬业的态度和社会责任感。

建议课时

16 课时。

工作情境描述

(一)闹羊花当葛花售卖

某医院从医药公司购进葛花(实为闹羊花),由于没有进行入库检查便顺利进入医院药库。该医院中药调剂员从药库领取葛花,只看包装上的标签名为"葛花"字样,同样未进行质量检查,遂将闹羊花当葛花装入斗内。配方时,调剂员将闹羊花 100 g 当葛花售给患者。患者将 100 g 闹羊花分成 5 份,将其中一份(20 g)加入汤药一起水煎,服后大约 10 min,患者开始

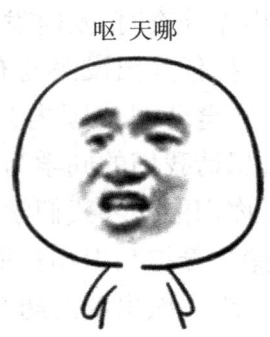

呕 天哪

觉得头部麻木,视力模糊,突然恶心呕吐,腹泻,后来反复吐泻,面色苍白,四肢凉,心音弱,不省人事。诊断为药物中毒性休克,经 24 h 抢救才脱险。

闹羊花为毒性中药,含毒性成分木毒素(Andromedotoxin)和石楠素(Ericolin),中毒后一般有恶心、呕吐、腹泻、心跳缓慢、血压下降;严重者还有呼吸困难、心律不齐、血压升高、手足麻木、运动失调和昏睡,因呼吸抑制而死亡。闹羊花的管理与使用必须按照毒性中药管理规定执行,实行专库或专柜存放,双人双锁管理,双人验收,双人发货,双人复核,专用称量工具,专账记录。

(二)砒霜误作滑石粉发货

2004 年 6 月 7 日下午,刘某因感冒发热,到某大药房抓了两服中药,当晚煎服了一剂后,出现了上吐下泻等不适反应,翌日上午经抢救不治身亡。此案在当地引起了强烈反响。警方迅速介入调查,经尸检鉴定发现死者的血液、胃内容物、药渣及剩下的中药里均含有砒霜成分。这时,已被惊动的药店采取了掩盖事实真相的措施,侦查人员按照原药方抓药,未检出砒霜成分。

警方通过案情分析,推测该药店原盛装砒霜的容器、放置容器的位置可能还残存微量砒霜,便对该药店装药的 8 个可疑抽屉及相关检材进行全面搜集和化验,最终在编号为"56 号"的抽屉中间一个隔档底部发现微量的可疑粉末,经鉴定确认其含有砒霜成分。

后查明,案发当日 17 时许,受害者持中药方到药店购药,因专职药剂师不在岗,由不具备从业资格的营业员临时帮助抓药,误将砒霜当作滑石粉出售。案发后,药房负责人陈某、专职药剂师奚某及营业员蔡某很快落网,由于 3 名嫌疑人认罪态度较好,且能主动与受害人家属达成赔偿协议,法院故依法从轻判决。

无独有偶,河北某药品批发企业中药仓库管理员张某,未按照毒性中药管理规定要求,擅自将砒霜与滑石粉储存在同一个库房,后误将砒霜当滑石粉发货,所幸在出库检查时,及时发现问题,否则后果不堪设想。

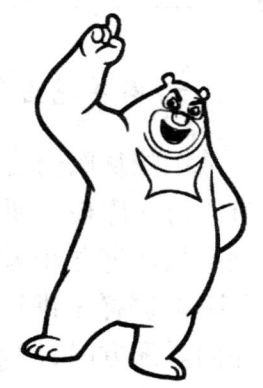

担任熊出没医药有限公司质量管理副总的熊二决定,在全公司范围内开展特殊中药的储存养护知识培训,想请我们的同学为员工进行实例教学培训。各位同学,你们能代表我们学校为企业员工讲解关于特殊中药的储存养护知识吗?请大家列出讲稿,我们将派出最优的一组去熊出没医药有限公司当培训讲师。

活动一　获取任务：特殊中药仓储养护

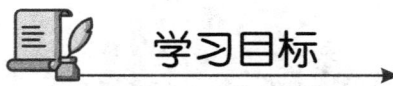

学习目标

通过该活动，我们要查阅资料，读懂任务书，明确任务书的要求。

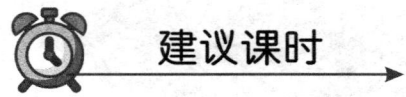

建议课时

2 课时。

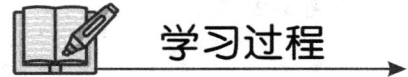

学习过程

(一) 识读任务书

1. 请同学们用红笔画出工作情境描述中的关键词，并把关键词抄在下面空白处。

2. 请同学们写出阅读工作情境描述的感想。

(二)请同学们查阅资料完成下列内容。

1. 什么是葛花？什么是闹羊花？请同学们识别图6-1与图6-2。

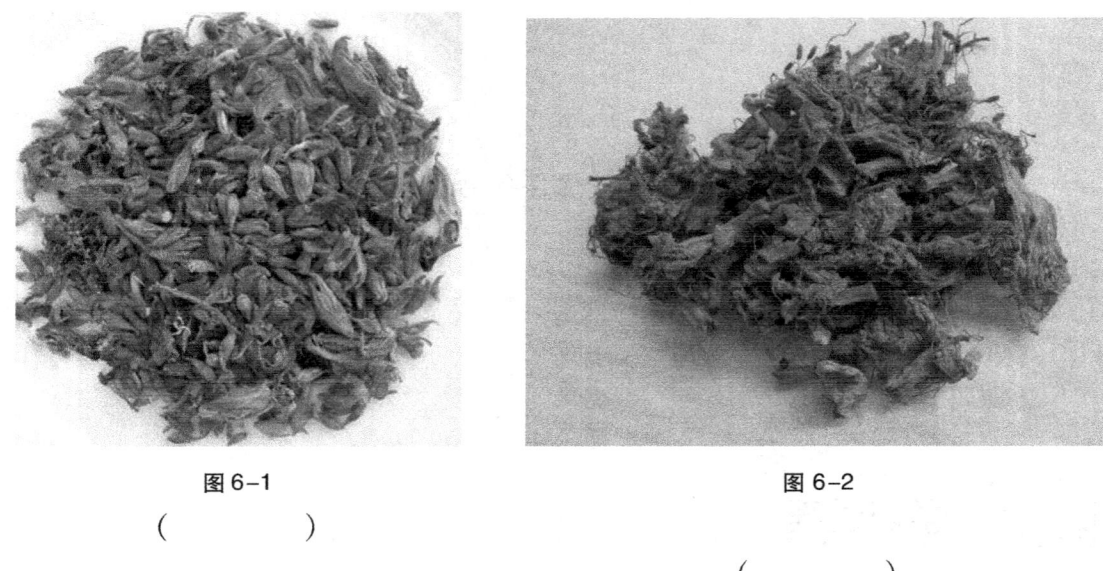

图6-1　　　　　　　　　　　　图6-2
（　　　）　　　　　　　　　（　　　）

2. 什么是砒霜？什么是滑石粉？请同学们利用网络搜索相关药品图片，并描述其外观性状。

3. 对于毒性中药为什么要进行特殊管理？

4. 什么是特殊中药？可分为哪几类？为什么需要专人专职保管？

(三) 小结与评价

1. 个人自我小结。

2. 评价
(1) 依据教学目标，教师评价学生是否已熟练掌握相关知识。
(2) 以小组为单位，进行资料查询比赛，以用时最短、查找资料最准确为优胜。

活动二 资料收集:毒麻、易燃、细贵、鲜活、盐腌中药仓储养护相关知识

学习目标

本活动通过四步完成相关资料收集:第一步收集毒麻中药储存养护知识;第二步收集易燃中药储存养护知识;第三步收集细贵中药储存养护知识;第四步收集鲜活、盐腌中药储存养护知识。

建议课时

6课时。

学习过程

(一)毒麻中药储存养护知识

1. 什么是毒麻中药?

2. 我国卫生健康委员会和国家食品药品监督管理总局规定毒麻中药的管理品种包括毒性中药28种和麻醉中药1种。请写出具体的品种名称。

3. 写出毒麻中药储存养护的流程及要求。

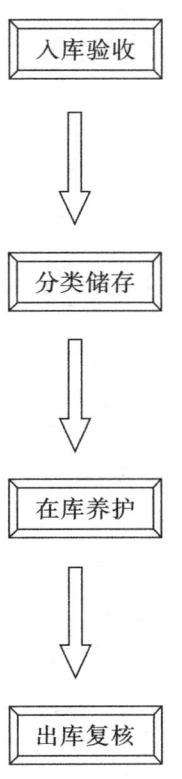

(二) 易燃中药储存养护知识

1. 什么是易燃中药？可分为哪两类？

2. 易燃中药有哪些品种？

3. 易燃中药入库如何进行检验和管理?

4. 易燃中药怎样进行在库养护?

(三) 细贵中药储存养护知识

1. 什么是细贵药材?

2. 细贵中药的代表品种有哪些?

3. 写出下列品种在入库时的验收要点。
人参、三七、西红花、冬虫夏草、鹿茸、熊胆、天然牛黄、天然毛壳麝香、蛤蟆油、海马、海龙、燕窝、珍珠、猴枣、马宝、狗宝。

4. 举例说明细贵中药的养护方法。

(四) 鲜活、盐腌中药储存养护知识

1. 常用的鲜活中药有哪些？

2. 鲜活中药应怎样储存养护？

3. 盐腌中药有哪些？

4. 盐腌中药在入库验收时应注意检查什么？

5. 盐腌中药怎样进行储存养护？请举例说明。

活动三 制定方案：制定特殊中药仓储养护方案

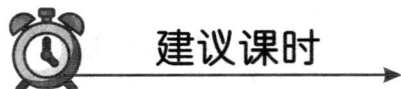

本活动通过三步完成制定方案：第一步整理特殊中药仓储养护的相关知识，第二步选定所需的工具及设备，第三步制定方案。

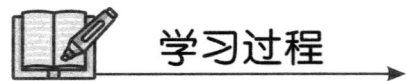

2 课时。

学习过程

（一）整理特殊中药仓储养护的相关知识

列出本组方案所需的相关资料。

(二)选定所需的工具及设备

请在表 6-1 中列出选定的工具及所使用场地。

表 6-1　设备工具

设备工具	要求或用途	备注	场地

(三)制定方案

1. 需完成的任务:

2. 小组分工:

（四）小结与评价

1. 个人自我小结。

2. 评价

（1）依据学习要求，教师评价学生是否已熟练掌握相关知识。

（2）以小组为单位，进行以用时及小组成员合作融洽程度为考察内容的比赛，合作最佳、用时最短、方案最优者为优胜。

活动四 方案实施:对特色中药进行仓储养护

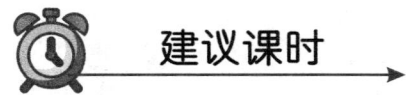

可通过两步完成:第一步方案实施前准备,第二步实施方案展示。

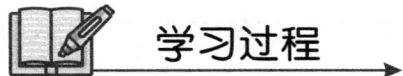

4 课时。

学习过程

(一)方案实施前准备

1. 个人准备　①仪表端庄、着装整洁。②相关知识准备充分。
2. 物品准备　请在表6-2中填写所需物品。

表 6-2　物品单

	名称	数量	准备情况	备注
1				
2				
3				
4				
5				
6				
7				
8				
9				

续表6-2

	名称	数量	准备情况	备注
10				
11				
12				
	共计		领取小组	
	领取人		领取日期	

3.场地准备　请在表6-3中记录场地准备情况。

表6-3　场地准备记录

	检查项目		检查结果	异常情况	备注
1	卫生检查				
2	安全检查	电			
		电器			
3	其他				
	检查人			检查日期	

(二)实施方案展示

1.展示要点：

2.注意事项：

活动五 总结评价：评价特殊中药仓储养护结果

 学习目标

本活动通过两步完成总结评价：第一步各组展示自我评定结果，其他小组进行讨论评议；第二步填写方案实施评价单，并对本组实施效果进行总结。

 **建议课时**

2课时。

学习过程

（一）自我评定及小组评价

1. 小组自我评定：

2. 其他小组主要评价：

(二)填写方案实施评价单

特殊中药仓储养护学习评价见表6-4。

表6-4 特殊中药仓储养护学习评价

项次	项目要求		配分	评分细则	自评得分	小组评价	教师评价
1.素养(40分)	纪律情况(15分)	按时到岗,不早退	5	违反规定,每次扣5分			
		积极思考,回答问题	5	根据上课统计情况得1~10分			
		三有一无(有本、笔、书,无手机)	5	违反规定每项扣3分			
		执行教师命令	0	此为否定项,违规酌情扣10~100分,违反校规按校规处理			
	职业道德(10分)	能与他人合作	3	不符合要求不得分			
		主动帮助同学	3	能主动帮助同学得3分,被动得1分			
		追求完美	4	对工作精益求精且效果明显得4分,对工作认真得3分,其余不得分			
	5S(10分)	桌面、地面整洁	5	自己的工位桌面、地面整洁无杂物得5分,不合格不得分			
		物品定置管理	5	按定置要求放置得5分,其余不得分			
	快速阅读能力(5分)		5	能快速准确明确任务要求并清晰表达得5分,能主动沟通在指导后达标得3分,其余不得分			
2.职业能力(40分)	优秀	任务分析翔实、方案正确,具有较强的分析、解决问题的能力	40	能全部达标得35~40分,部分达标得30~34分			
	良好	任务分析较翔实、方案基本正确,具有一定的分析、解决问题的能力	30	能全部达标得25~30分,部分达标得20~24分			
	合格	方案基本正确,表达不够清楚,分析、解决问题的能力一般	20	能全部达标得15~20分,部分达标得10~14分			
	不合格	方案设计不正确,表达不清楚,分析、解决问题的能力差	10	能全部达标得5~10分,部分达标得1~4分			

续表 6-4

项次	项目要求		配分	评分细则	自评得分	小组评价	教师评价
3.工作页完成情况（20分）	按时完成工作页（20分）	及时提交	5	按时提交得5分，迟交不得分			
		内容完成程度	5	按完成情况分别得1~5分			
		回答准确率	5	视准确率情况分别得1~5分			
		有独到的见解	5	视见解程度分别得1~5分			
总分							
加权平均（自评20%，小组评价30%，教师评价50%）							
教师签字：				组长签字：			
请你根据以上打分情况，对本任务中的工作和学习状态进行总体评述（从素养的自我提升方面、职业能力的提升方面进行评述，分析自己的不足之处，描述对不足之处的改进措施）：							
教师指导意见：							

活动六 拓展任务:特殊中药仓储养护练习

1. 阿胶受热后易发生_____。
2. 密封法经常加入硅胶的作用是_____。
3. 盐腌中药垛底一般垫高_____cm。
4. 以下属于特殊管理中药的是(　　)。
   A. 麻黄　　　　　B. 薄荷　　　　　C. 甘遂
   D. 黄芪　　　　　E. 牵牛子
5. 以下不属于特殊管理中药的是(　　)。
   A. 党参　　　　　B. 人参　　　　　C. 全蝎
   D. 硫黄　　　　　E. 罂粟壳
6. 以下被纳入国家管理的医疗用毒性中药的是(　　)。
   A. 生牵牛子　　　B. 朱砂　　　　　C. 吴茱萸
   D. 高良姜　　　　E. 生半夏
7. 以下属于细贵中药的是(　　)。
   A. 金银花　　　　B. 西红花　　　　C. 红花
   D. 款冬花　　　　E. 洋金花
8. 鲜活中药养护的关键是(　　)。
   A. 降低含氧量　　B. 防虫　　　　　C. 保持一定的湿度
   D. 维持一定的温度　E. 防霉
9. 简述细贵中药的养护方法。

10. 简述动植物类毒性中药的养护方法。

知识链接

(一)毒性中药

砒霜为剧毒中药,是最古老的毒物之一,成分为三氧化二砷,无臭无味,外观为白霜状粉末,故称砒霜,外观与滑石粉类似。口服 5~50 mg 即可中毒,60~100 mg 即可致死。

砒霜作为毒性中药,必须实行专库或专柜分类存放,专人管理,双人双锁,双人验收,双人发货,复核,专用称量工具,专账记录,做到账物相符。

二十八味毒性中药

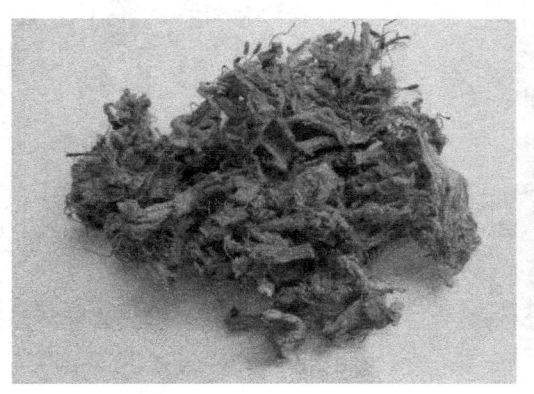

图 6-3 闹羊花

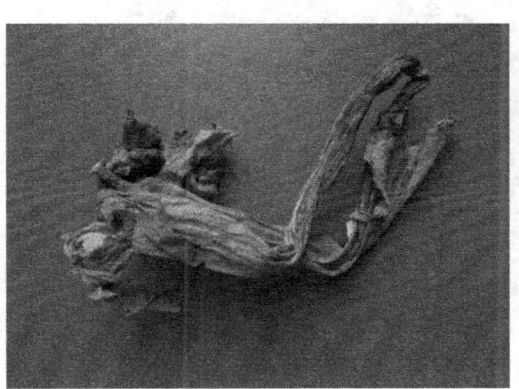

图 6-4 洋金花

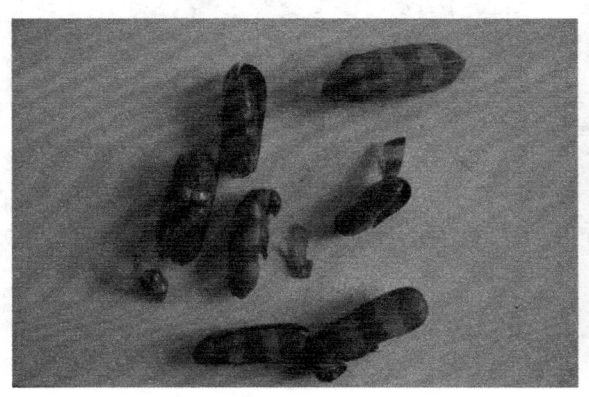

图 6-5 斑蝥

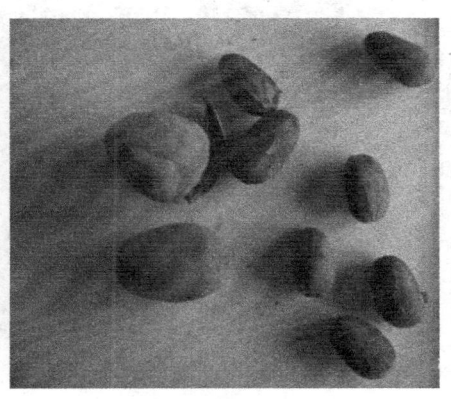

图 6-6 生巴豆

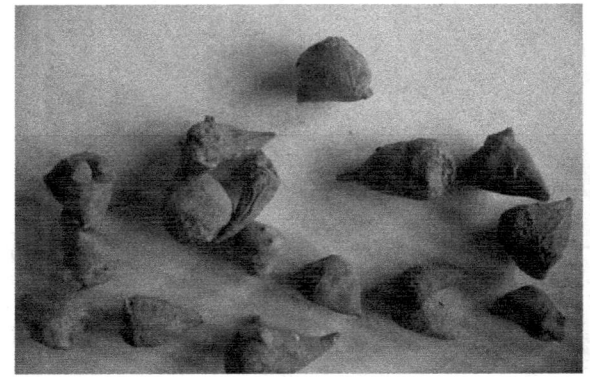
图6-7 生川乌

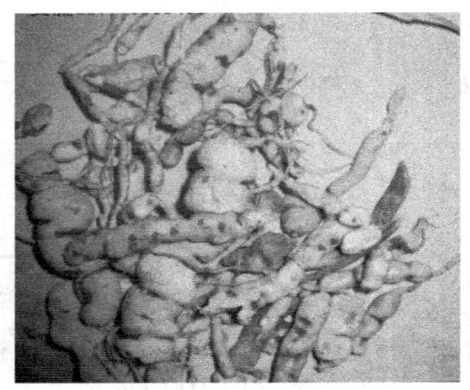
图6-8 生甘遂

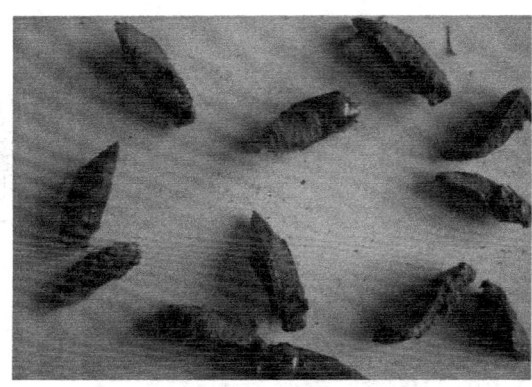
图6-9 红娘虫

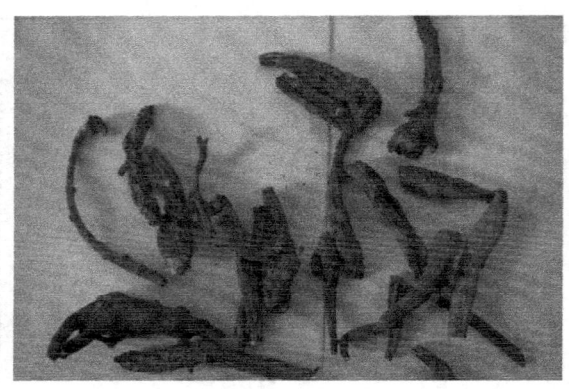
图6-10 雪上一枝蒿

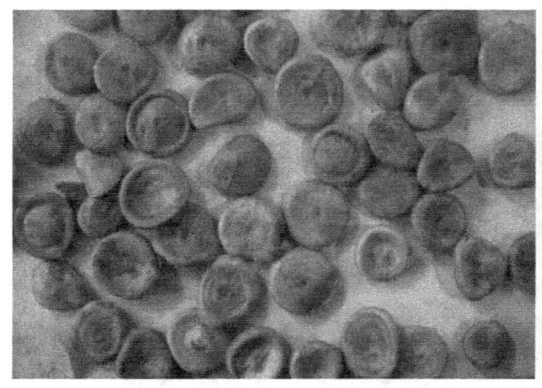
图6-11 生马钱子

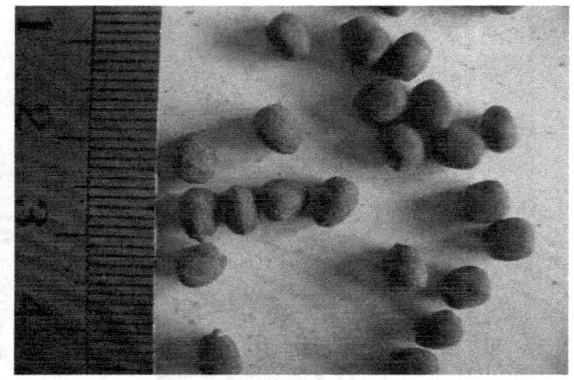
图6-12 生千金子

任务六 特殊中药仓储养护 163

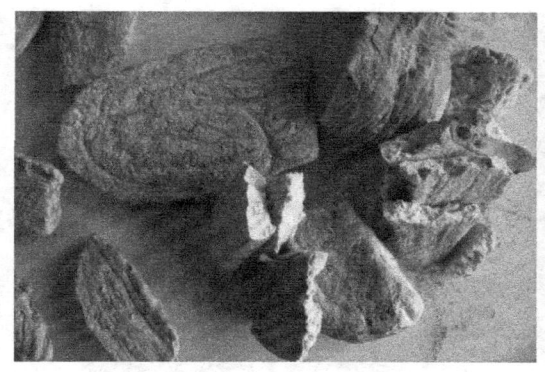
图6-13 生狼毒

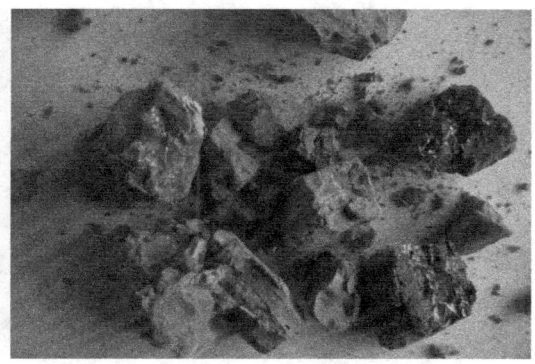
图6-14 生藤黄

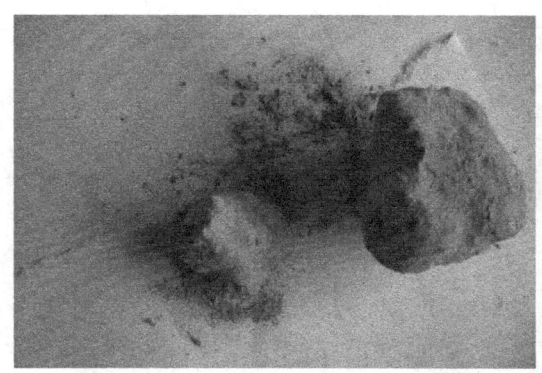
图6-15 雄黄

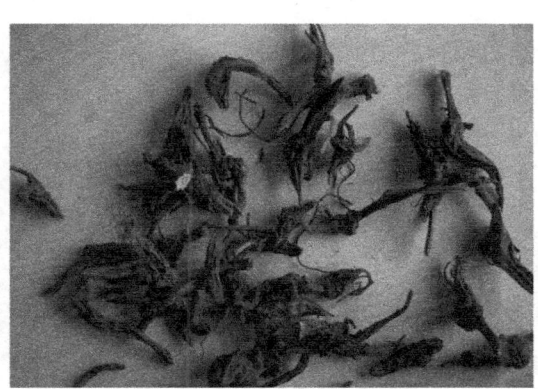
图6-16 生草乌

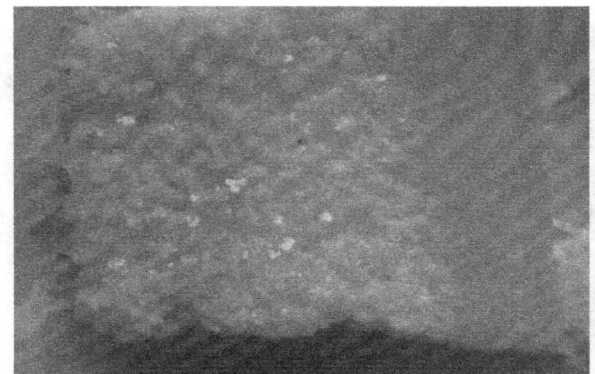
图6-17 白降丹

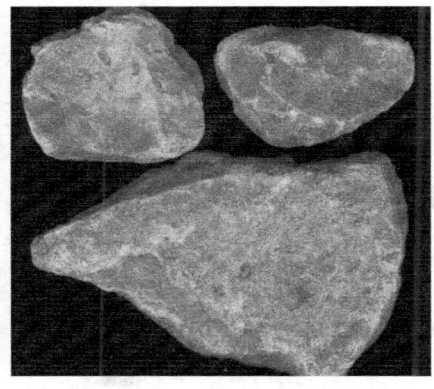
图6-18 砒石

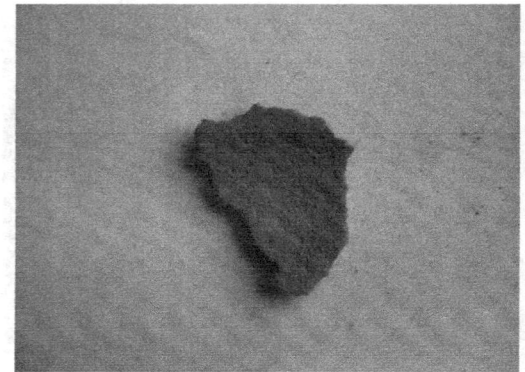
图 6-19 红粉

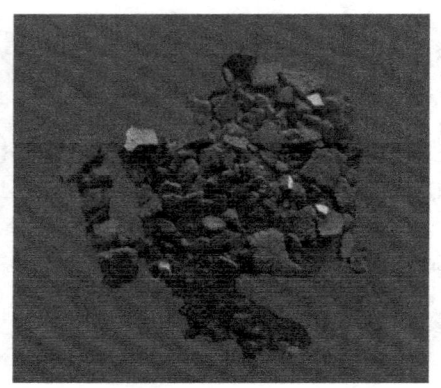
图 6-20 红升丹

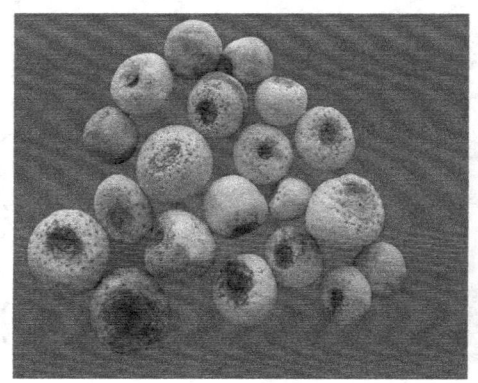
图 6-21 生半夏

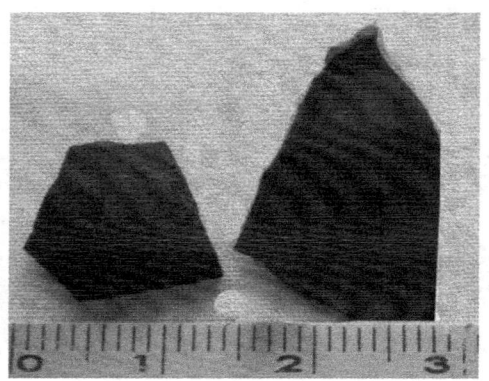
图 6-22 蟾酥

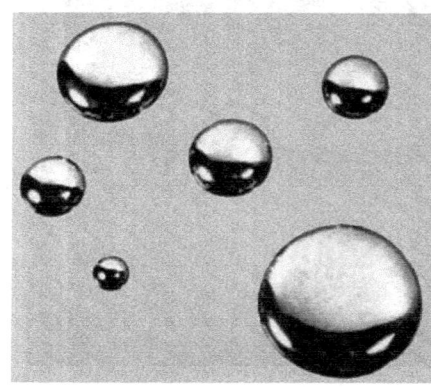
图 6-23 水银

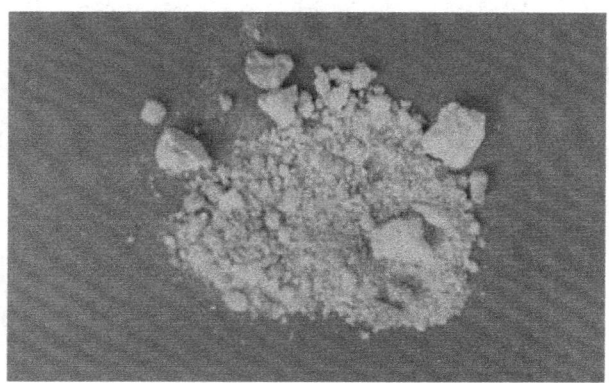
图 6-24 砒霜

任务六 特殊中药仓储养护 165

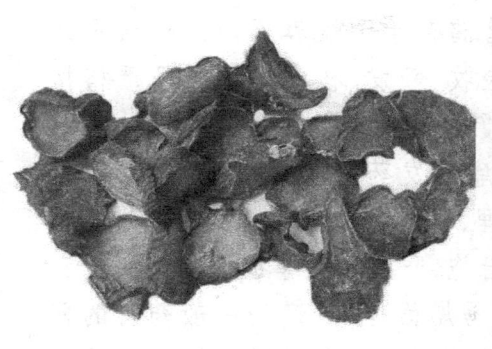

图6-25 生附子(盐制)

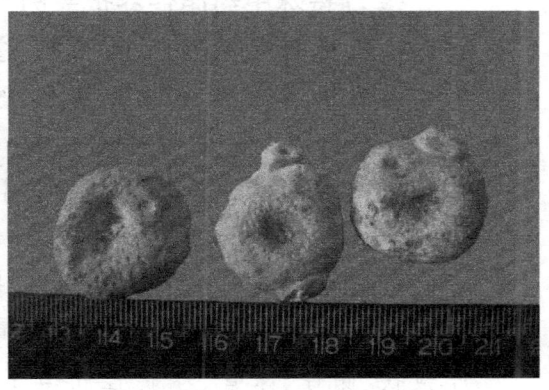

图6-26 生天南星

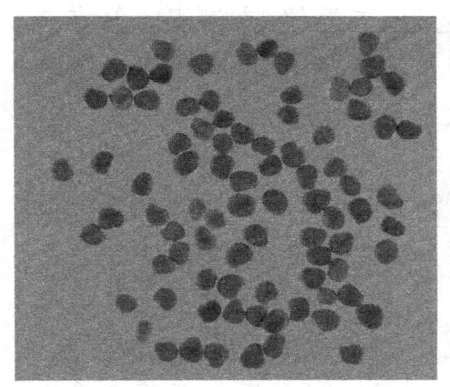

图6-27 生天仙子

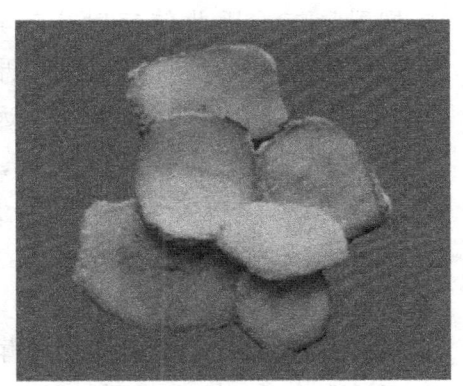

图6-28 生白附子

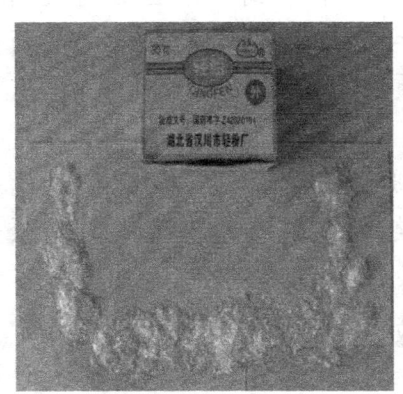

图6-29 轻粉

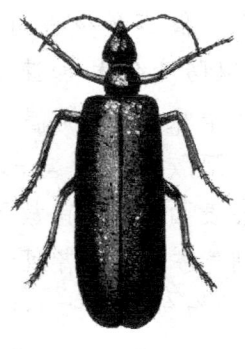

图6-30 青娘虫

(二)特殊中药储存养护实例

1. **斑蝥的储存与养护** 将斑蝥储存于干燥容器内,密闭,置通风干燥处,以防蛀。斑蝥的保管、验收、领发、核对等均必须严格按照医疗用毒性药品管理办法执行,严防收假、发错,严禁与其他药品混杂。做到入库有验收有复核、出库有发药有复核,划定仓间或仓位,专柜加锁保管,有专人专账管理,并在包装容器上印有毒药标志。在运输过程中,应当采取有效措施,防止发生事故。

2. **硫黄的储存与养护** 硫黄属易燃固体,除遵循一般药材的入库验收、储存、保管、养护程序与工作要求外,还要根据易燃中药特殊管理的要求,做好安全储运工作。硫黄应储存于阴凉、通风的库房内,仓库内不能与卤素、磷、金属粉末、氧化剂等物混储,否则易引起剧烈反应。因此储存时应定期查仓温、查混储、查潮湿。储存仓库内的电器照明、风机要防爆,开关应设在仓库外,必须配备砂土和消防灭火器材。硫黄储运时应远离火源、热源,以免燃烧,并且不能与氧化剂和磷等物品混储混运,以防止发生爆炸。运输过程中,应防止散包,以免硫黄粉末与空气形成爆炸性混合物。液体硫黄应储存在带保温功能的密封储罐中。搬运时轻装轻卸,以免损坏包装而散包。

3. **鹿茸的储存与养护** 鹿茸易虫蛀、吸潮生霉,并老化和变色。在高温失水后,茸角断面端裂口,茸皮裂纹并可脱落。鹿茸宜采用密封法、乙醇(或用花椒、细辛)对抗同储法、气调养护法储存。对已生霉、虫蛀品,可先采取干燥法杀虫去霉,再密封或用乙醇对抗同储法储存。储存量少也可采取真空包装保存。鹿茸不宜用化学药剂养护,以防变色和加速老化而使品质变劣。若用樟脑对抗储存,容易发生串味,不宜提倡。

4. **阿胶的储存与养护** 阿胶易吸潮生霉,高温熔化,失水龟裂或失去表面光泽,宜放置于阴凉干燥处储存。若发现生霉品,须采取吸潮养护;量少者可采用清洁的纱布沾白酒将霉擦去,再入容器内,加纱布包硅胶适当吸潮,密封可防止继续变质。

5. **沉香的储存与养护** 沉香所含挥发成分易随温度的上升而加速失去,从而气味散失,品质下降,疗效损失。同时,在高温条件下,尚可出现轻度的泛油。在阴凉干燥处储存,可以减缓变质的速度,以冷藏的效果最好。沉香储存时间不宜过长,否则降低疗效。

与沉香性质类似的檀香、降香等,可参考此种储存养护方法。

6. 海马、海龙、海参、海星、燕窝的储存与养护　此五味海药易变潮、生虫、发霉或日久空壳。故宜将晒干或烘干的海马、海龙、海参、海星、燕窝装入有盖瓷盅内密封后置阴凉干燥处,定时检查。海产品含钠盐,潮湿即晾晒。防虫可加几粒八角或花椒,防霉加干燥剂如硅胶、炒米、无水氯化钙等。

7. 田七、天麻的储存与养护　这两味药易遭虫蛀和霉变,可装入干燥玻璃瓶或搪瓷盅内,加入炒米面及八角以防霉、防虫,加盖封口存之。春夏梅雨天气候湿热,应做到勤检查,若受潮、发霉、虫蛀,可置于阳光下暴晒,敲、撞、刷以消虫除霉,而切制成薄片的天麻则不宜采用以上方法。

8. 鲜石斛的储存与养护　鲜石斛入库时,先将腐烂、干枯以及有破损部位的挑选出来,再将根浸于净水中 12~24 h 后取出,置竹篓内沥干水分,再将其根展开,假植于砂土箱内。每天洒水 2 次,经 3~5 d 后出芽时,可隔 30 d 洒水 1 次,约 10 d 生叶,待茎枝肥壮时,将嫩叶一并掐去,以后每 3 d 洒水 1 次。冬季应存放在 10~15 ℃ 以上的地窖内,以保持新鲜。

9. 全蝎的储存与养护　全蝎由于加工中带盐,易潮解,以及色泽变淡。全蝎宜密封储存用纱布包硅胶放入容器内即可。量少时还可用大蒜头对抗储存,已潮解品可吸潮养护。

附录一 《中华人民共和国药品管理法》

（1984年9月20日第六届全国人民代表大会常务委员会第七次会议通过　2001年2月28日第九届全国人民代表大会常务委员会第二十次会议第一次修订　根据2013年12月28日第十二届全国人民代表大会常务委员会第六次会议《关于修改〈中华人民共和国海洋环境保护法〉等七部法律的决定》第一次修正　根据2015年4月24日第十二届全国人民代表大会常务委员会第十四次会议《关于修改〈中华人民共和国药品管理法〉的决定》第二次修正　2019年8月26日第十三届全国人民代表大会常务委员会第十二次会议第二次修订）

目　录

第一章　总　则
第二章　药品研制和注册
第三章　药品上市许可持有人
第四章　药品生产
第五章　药品经营
第六章　医疗机构药事管理
第七章　药品上市后管理
第八章　药品价格和广告
第九章　药品储备和供应
第十章　监督管理
第十一章　法律责任
第十二章　附　则

第一章　总　则

第一条　为了加强药品管理，保证药品质量，保障公众用药安全和合法权益，保护和促进公众健康，制定本法。

第二条　在中华人民共和国境内从事药品研制、生产、经营、使用和监督管理活动，适用本法。

本法所称药品，是指用于预防、治疗、诊断人的疾病，有目的地调节人的生理机能并规定有适应症或者功能主治、用法和用量的物质，包括中药、化学药和生物制品等。

第三条　药品管理应当以人民健康为中心，坚持风险管理、全程管控、社会共治的原则，建立科学、严格的监督管理制度，全面提升药品质量，保障药品的安全、有效、可及。

第四条　国家发展现代药和传统药，充分发挥其在预防、医疗和保健中的作用。

国家保护野生药材资源和中药品种，鼓励培育道地中药材。

第五条　国家鼓励研究和创制新药,保护公民、法人和其他组织研究、开发新药的合法权益。

第六条　国家对药品管理实行药品上市许可持有人制度。药品上市许可持有人依法对药品研制、生产、经营、使用全过程中药品的安全性、有效性和质量可控性负责。

第七条　从事药品研制、生产、经营、使用活动,应当遵守法律、法规、规章、标准和规范,保证全过程信息真实、准确、完整和可追溯。

第八条　国务院药品监督管理部门主管全国药品监督管理工作。国务院有关部门在各自职责范围内负责与药品有关的监督管理工作。国务院药品监督管理部门配合国务院有关部门,执行国家药品行业发展规划和产业政策。

省、自治区、直辖市人民政府药品监督管理部门负责本行政区域内的药品监督管理工作。设区的市级、县级人民政府承担药品监督管理职责的部门(以下称药品监督管理部门)负责本行政区域内的药品监督管理工作。县级以上地方人民政府有关部门在各自职责范围内负责与药品有关的监督管理工作。

第九条　县级以上地方人民政府对本行政区域内的药品监督管理工作负责,统一领导、组织、协调本行政区域内的药品监督管理工作以及药品安全突发事件应对工作,建立健全药品监督管理工作机制和信息共享机制。

第十条　县级以上人民政府应当将药品安全工作纳入本级国民经济和社会发展规划,将药品安全工作经费列入本级政府预算,加强药品监督管理能力建设,为药品安全工作提供保障。

第十一条　药品监督管理部门设置或者指定的药品专业技术机构,承担依法实施药品监督管理所需的审评、检验、核查、监测与评价等工作。

第十二条　国家建立健全药品追溯制度。国务院药品监督管理部门应当制定统一的药品追溯标准和规范,推进药品追溯信息互通共享,实现药品可追溯。

国家建立药物警戒制度,对药品不良反应及其他与用药有关的有害反应进行监测、识别、评估和控制。

第十三条　各级人民政府及其有关部门、药品行业协会等应当加强药品安全宣传教育,开展药品安全法律法规等知识的普及工作。

新闻媒体应当开展药品安全法律法规等知识的公益宣传,并对药品违法行为进行舆论监督。有关药品的宣传报道应当全面、科学、客观、公正。

第十四条　药品行业协会应当加强行业自律,建立健全行业规范,推动行业诚信体系建设,引导和督促会员依法开展药品生产经营等活动。

第十五条　县级以上人民政府及其有关部门对在药品研制、生产、经营、使用和监督管理工作中做出突出贡献的单位和个人,按照国家有关规定给予表彰、奖励。

第二章　药品研制和注册

第十六条　国家支持以临床价值为导向、对人的疾病具有明确或者特殊疗效的药物创新,鼓励具有新的治疗机理、治疗严重危及生命的疾病或者罕见病、对人体具有多靶向系统性调节干预功能等的新药研制,推动药品技术进步。

国家鼓励运用现代科学技术和传统中药研究方法开展中药科学技术研究和药物开发,建立和完善符合中药特点的技术评价体系,促进中药传承创新。

国家采取有效措施,鼓励儿童用药品的研制和创新,支持开发符合儿童生理特征的儿童用药品新品种、剂型和规格,对儿童用药品予以优先审评审批。

第十七条　从事药品研制活动,应当遵守药物非临床研究质量管理规范、药物临床试验质量管理规范,保证药品研制全过程持续符合法定要求。

药物非临床研究质量管理规范、药物临床试验质量管理规范由国务院药品监督管理部门会同国务院有关部门制定。

第十八条　开展药物非临床研究,应当符合国家有关规定,有与研究项目相适应的人员、场地、设备、仪器和管理制度,保证有关数据、资料和样品的真实性。

第十九条　开展药物临床试验,应当按照国务院药品监督管理部门的规定如实报送研制方法、质量指标、药理及毒理试验结果等有关数据、资料和样品,经国务院药品监督管理部门批准。国务院药品监督管理部门应当自受理临床试验申请之日起六十个工作日内决定是否同意并通知临床试验申办者,逾期未通知的,视为同意。其中,开展生物等效性试验的,报国务院药品监督管理部门备案。

开展药物临床试验,应当在具备相应条件的临床试验机构进行。药物临床试验机构实行备案管理,具体办法由国务院药品监督管理部门、国务院卫生健康主管部门共同制定。

第二十条　开展药物临床试验,应当符合伦理原则,制定临床试验方案,经伦理委员会审查同意。

伦理委员会应当建立伦理审查工作制度,保证伦理审查过程独立、客观、公正,监督规范开展药物临床试验,保障受试者合法权益,维护社会公共利益。

第二十一条　实施药物临床试验,应当向受试者或者其监护人如实说明和解释临床试验的目的和风险等详细情况,取得受试者或者其监护人自愿签署的知情同意书,并采取有效措施保护受试者合法权益。

第二十二条　药物临床试验期间,发现存在安全性问题或者其他风险的,临床试验申办者应当及时调整临床试验方案、暂停或者终止临床试验,并向国务院药品监督管理部门报告。必要时,国务院药品监督管理部门可以责令调整临床试验方案、暂停或者终止临床试验。

第二十三条　对正在开展临床试验的用于治疗严重危及生命且尚无有效治疗手段的疾病的药物,经医学观察可能获益,并且符合伦理原则的,经审查、知情同意后可以在开展临床试验的机构内用于其他病情相同的患者。

第二十四条　在中国境内上市的药品,应当经国务院药品监督管理部门批准,取得药品注册证书;但是,未实施审批管理的中药材和中药饮片除外。实施审批管理的中药材、中药饮片品种目录由国务院药品监督管理部门会同国务院中医药主管部门制定。申请药品注册,应当提供真实、充分、可靠的数据、资料和样品,证明药品的安全性、有效性和质量可控性。

第二十五条　对申请注册的药品,国务院药品监督管理部门应当组织药学、医学和其他技术人员进行审评,对药品的安全性、有效性和质量可控性以及申请人的质量管理、风险防控和责任赔偿等能力进行审查;符合条件的,颁发药品注册证书。国务院药品监督管理部门在审批药品时,对化学原料药一并审评审批,对相关辅料、直接接触药品的包装材料和容器一并审评,对药品的质量标准、生产工艺、标签和说明书一并核准。

本法所称辅料,是指生产药品和调配处方时所用的赋形剂和附加剂。

第二十六条　对治疗严重危及生命且尚无有效治疗手段的疾病以及公共卫生方面急需的药品,药物临床试验已有数据显示疗效并能预测其临床价值的,可以附条件批准,并在药品注册证书中载明相关事项。

第二十七条　国务院药品监督管理部门应当完善药品审评审批工作制度,加强能力建设,建立健全沟通交流、专家咨询等机制,优化审评审批流程,提高审评审批效率。

批准上市药品的审评结论和依据应当依法公开,接受社会监督。对审评审批中知悉的商业秘密应当保密。

第二十八条　药品应当符合国家药品标准。经国务院药品监督管理部门核准的药品质量标准高于国家药品标准的,按照经核准的药品质量标准执行;没有国家药品标准的,应当符合经核准的药品质量标准。

国务院药品监督管理部门颁布的《中华人民共和国药典》和药品标准为国家药品标准。

国务院药品监督管理部门会同国务院卫生健康主管部门组织药典委员会,负责国家药品标准的制定和修订。

国务院药品监督管理部门设置或者指定的药品检验机构负责标定国家药品标准品、对照品。

第二十九条　列入国家药品标准的药品名称为药品通用名称。已经作为药品通用名称的,该名称不得作为药品商标使用。

第三章　药品上市许可持有人

第三十条　药品上市许可持有人是指取得药品注册证书的企业或者药品研制机构等。

药品上市许可持有人应当依照本法规定,对药品的非临床研究、临床试验、生产经营、上市后研究、不良反应监测及报告与处理等承担责任。其他从事药品研制、生产、经营、储存、运输、使用等活动的单位和个人依法承担相应责任。

药品上市许可持有人的法定代表人、主要负责人对药品质量全面负责。

第三十一条　药品上市许可持有人应当建立药品质量保证体系,配备专门人员独立负责药品质量管理。

药品上市许可持有人应当对受托药品生产企业、药品经营企业的质量管理体系进行定期审核,监督其持续具备质量保证和控制能力。

第三十二条　药品上市许可持有人可以自行生产药品,也可以委托药品生产企业生产。

药品上市许可持有人自行生产药品的,应当依照本法规定取得药品生产许可证;委托生产的,应当委托符合条件的药品生产企业。药品上市许可持有人和受托生产企业应当签订委托协议和质量协议,并严格履行协议约定的义务。

国务院药品监督管理部门制定药品委托生产质量协议指南,指导、监督药品上市许可持有人和受托生产企业履行药品质量保证义务。

血液制品、麻醉药品、精神药品、医疗用毒性药品、药品类易制毒化学品不得委托生产;但是,国务院药品监督管理部门另有规定的除外。

第三十三条　药品上市许可持有人应当建立药品上市放行规程,对药品生产企业出厂放行的药品进行审核,经质量受权人签字后方可放行。不符合国家药品标准的,不得放行。

第三十四条　药品上市许可持有人可以自行销售其取得药品注册证书的药品,也可以委托药品经营企业销售。药品上市许可持有人从事药品零售活动的,应当取得药品经营许可证。

药品上市许可持有人自行销售药品的,应当具备本法第五十二条规定的条件;委托销售的,应当委托符合条件的药品经营企业。药品上市许可持有人和受托经营企业应当签订委托协议,并严格履行协议约定的义务。

第三十五条　药品上市许可持有人、药品生产企业、药品经营企业委托储存、运输药品的,应当对受托方的质量保证能力和风险管理能力进行评估,与其签订委托协议,约定药品质量责任、操作规程等内容,并对受托方进行监督。

第三十六条　药品上市许可持有人、药品生产企业、药品经营企业和医疗机构应当建立并实施药品追溯制度,按照规定提供追溯信息,保证药品可追溯。

第三十七条　药品上市许可持有人应当建立年度报告制度,每年将药品生产销售、上市后研究、风险管理等情况按照规定向省、自治区、直辖市人民政府药品监督管理部门报告。

第三十八条　药品上市许可持有人为境外企业的,应当由其指定的在中国境内的企业法人履行药品上市许可持有人义务,与药品上市许可持有人承担连带责任。

第三十九条　中药饮片生产企业履行药品上市许可持有人的相关义务,对中药饮片生产、销售实行全过程管理,建立中药饮片追溯体系,保证中药饮片安全、有效、可追溯。

第四十条　经国务院药品监督管理部门批准,药品上市许可持有人可以转让药品上市许可。受让方应当具备保障药品安全性、有效性和质量可控性的质量管理、风险防控和责任赔偿等能力,履行药品上市许可持有人义务。

第四章　药品生产

第四十一条　从事药品生产活动,应当经所在地省、自治区、直辖市人民政府药品监督管理部门批准,取得药品生产许可证。无药品生产许可证的,不得生产药品。

药品生产许可证应当标明有效期和生产范围,到期重新审查发证。

第四十二条　从事药品生产活动,应当具备以下条件:

(一)有依法经过资格认定的药学技术人员、工程技术人员及相应的技术工人;

(二)有与药品生产相适应的厂房、设施和卫生环境;

(三)有能对所生产药品进行质量管理和质量检验的机构、人员及必要的仪器设备;

(四)有保证药品质量的规章制度,并符合国务院药品监督管理部门依据本法制定的药品生产质量管理规范要求。

第四十三条　从事药品生产活动,应当遵守药品生产质量管理规范,建立健全药品生产质量管理体系,保证药品生产全过程持续符合法定要求。

药品生产企业的法定代表人、主要负责人对本企业的药品生产活动全面负责。

第四十四条　药品应当按照国家药品标准和经药品监督管理部门核准的生产工艺进行生产。生产、检验记录应当完整准确,不得编造。

中药饮片应当按照国家药品标准炮制;国家药品标准没有规定的,应当按照省、自治区、直辖市人民政府药品监督管理部门制定的炮制规范炮制。省、自治区、直辖市人民政府药品监督管理部门制定的炮制规范应当报国务院药品监督管理部门备案。不符合国家药品标准或者不按照省、自治区、直辖市人民政府药品监督管理部门制定的炮制规范炮制的,不得出厂、销售。

第四十五条　生产药品所需的原料、辅料,应当符合药用要求、药品生产质量管理规范的有关要求。

生产药品,应当按照规定对供应原料、辅料等的供应商进行审核,保证购进、使用的原料、辅料等符合前款规定要求。

第四十六条　直接接触药品的包装材料和容器,应当符合药用要求,符合保障人体健康、安全的标准。

对不合格的直接接触药品的包装材料和容器,由药品监督管理部门责令停止使用。

第四十七条　药品生产企业应当对药品进行质量检验。不符合国家药品标准的,不得出厂。

药品生产企业应当建立药品出厂放行规程,明确出厂放行的标准、条件。符合标准、条件的,经质量受权人签字后方可放行。

第四十八条　药品包装应当适合药品质量的要求,方便储存、运输和医疗使用。

发运中药材应当有包装。在每件包装上,应当注明品名、产地、日期、供货单位,并附有质量合格的标志。

第四十九条　药品包装应当按照规定印有或者贴有标签并附有说明书。

标签或者说明书应当注明药品的通用名称、成份、规格、上市许可持有人及其地址、生产企业及其地址、批准文号、产品批号、生产日期、有效期、适应症或者功能主治、用法、用量、禁忌、不良反应和注意事项。标签、说明书中的文字应当清晰,生产日期、有效期等事项应当显著标注,容易辨识。

麻醉药品、精神药品、医疗用毒性药品、放射性药品、外用药品和非处方药的标签、说明书,应当印有规定的标志。

第五十条　药品上市许可持有人、药品生产企业、药品经营企业和医疗机构中直接接触药品的工作人员,应当每年进行健康检查。患有传染病或者其他可能污染药品的疾病的,不得从事直接接触药品的工作。

第五章　药品经营

第五十一条　从事药品批发活动,应当经所在地省、自治区、直辖市人民政府药品监督管理部门批准,取得药品经营许可证。从事药品零售活动,应当经所在地县级以上地方人民政府药品监督管理部门批准,取得药品经营许可证。无药品经营许可证的,不得经营药品。

药品经营许可证应当标明有效期和经营范围,到期重新审查发证。

药品监督管理部门实施药品经营许可,除依据本法第五十二条规定的条件外,还应当遵循方便群众购药的原则。

第五十二条　从事药品经营活动应当具备以下条件:

(一)有依法经过资格认定的药师或者其他药学技术人员;

(二)有与所经营药品相适应的营业场所、设备、仓储设施和卫生环境;

(三)有与所经营药品相适应的质量管理机构或者人员;

(四)有保证药品质量的规章制度,并符合国务院药品监督管理部门依据本法制定的药品经营质量管理规范要求。

第五十三条　从事药品经营活动,应当遵守药品经营质量管理规范,建立健全药品经营质量管理体系,保证药品经营全过程持续符合法定要求。

国家鼓励、引导药品零售连锁经营。从事药品零售连锁经营活动的企业总部,应当建立统一的质量管理制度,对所属零售企业的经营活动履行管理责任。

药品经营企业的法定代表人、主要负责人对本企业的药品经营活动全面负责。

第五十四条　国家对药品实行处方药与非处方药分类管理制度。具体办法由国务院药品监督管理部门会同国务院卫生健康主管部门制定。

第五十五条　药品上市许可持有人、药品生产企业、药品经营企业和医疗机构应当从药品上市许可持有人或者具有药品生产、经营资格的企业购进药品;但是,购进未实施审批管理的中药材除外。

第五十六条　药品经营企业购进药品,应当建立并执行进货检查验收制度,验明药品合格证明和其他标识;不符合规定要求的,不得购进和销售。

第五十七条　药品经营企业购销药品,应当有真实、完整的购销记录。购销记录应当注明药品的通用名称、剂型、规格、产品批号、有效期、上市许可持有人、生产企业、购销单位、购销数量、购销价格、购销日期及国务院药品监督管理部门规定的其他内容。

第五十八条　药品经营企业零售药品应当准确无误,并正确说明用法、用量和注意事项;调配处方应当经过核对,对处方所列药品不得擅自更改或者代用。对有配伍禁忌或者超剂量的处方,应当拒绝调配;必要时,经处方医师更正或者重新签字,方可调配。

药品经营企业销售中药材,应当标明产地。

依法经过资格认定的药师或者其他药学技术人员负责本企业的药品管理、处方审核和调配、合理用药指导等工作。

第五十九条　药品经营企业应当制定和执行药品保管制度,采取必要的冷藏、防冻、防潮、防虫、防鼠等措施,保证药品质量。

药品入库和出库应当执行检查制度。

第六十条　城乡集市贸易市场可以出售中药材,国务院另有规定的除外。

第六十一条　药品上市许可持有人、药品经营企业通过网络销售药品,应当遵守本法药品经营的有关规定。具体管理办法由国务院药品监督管理部门会同国务院卫生健康主管部门等部门制定。

疫苗、血液制品、麻醉药品、精神药品、医疗用毒性药品、放射性药品、药品类易制毒化学品等国家实行特殊管理的药品不得在网络上销售。

第六十二条　药品网络交易第三方平台提供者应当按照国务院药品监督管理部门的规定,向所在地省、自治区、直辖市人民政府药品监督管理部门备案。

第三方平台提供者应当依法对申请进入平台经营的药品上市许可持有人、药品经营企业的资质等进行审核,保证其符合法定要求,并对发生在平台的药品经营行为进行管理。

第三方平台提供者发现进入平台经营的药品上市许可持有人、药品经营企业有违反本法规定行为的,应当及时制止并立即报告所在地县级人民政府药品监督管理部门;发现严重违法行为的,应当立即停止提供网络交易平台服务。

第六十三条　新发现和从境外引种的药材,经国务院药品监督管理部门批准后,方可销售。

第六十四条　药品应当从允许药品进口的口岸进口,并由进口药品的企业向口岸所在地药品监督管理部门备案。海关凭药品监督管理部门出具的进口药品通关单办理通关手续。无进口药品通关单的,海关不得放行。

口岸所在地药品监督管理部门应当通知药品检验机构按照国务院药品监督管理部门的规定对进口药品进行抽查检验。

允许药品进口的口岸由国务院药品监督管理部门会同海关总署提出,报国务院批准。

第六十五条　医疗机构因临床急需进口少量药品的,经国务院药品监督管理部门或者国务院授权的省、自治区、直辖市人民政府批准,可以进口。进口的药品应当在指定医疗机构内用于特定医疗目的。

个人自用携带入境少量药品,按照国家有关规定办理。

第六十六条　进口、出口麻醉药品和国家规定范围内的精神药品,应当持有国务院药品监督管理部门颁发的进口准许证、出口准许证。

第六十七条　禁止进口疗效不确切、不良反应大或者因其他原因危害人体健康的药品。

第六十八条　国务院药品监督管理部门对下列药品在销售前或者进口时,应当指定药品检验机构

进行检验;未经检验或者检验不合格的,不得销售或者进口:

(一)首次在中国境内销售的药品;

(二)国务院药品监督管理部门规定的生物制品;

(三)国务院规定的其他药品。

第六章 医疗机构药事管理

第六十九条 医疗机构应当配备依法经过资格认定的药师或者其他药学技术人员,负责本单位的药品管理、处方审核和调配、合理用药指导等工作。非药学技术人员不得直接从事药剂技术工作。

第七十条 医疗机构购进药品,应当建立并执行进货检查验收制度,验明药品合格证明和其他标识;不符合规定要求的,不得购进和使用。

第七十一条 医疗机构应当有与所使用药品相适应的场所、设备、仓储设施和卫生环境,制定和执行药品保管制度,采取必要的冷藏、防冻、防潮、防虫、防鼠等措施,保证药品质量。

第七十二条 医疗机构应当坚持安全有效、经济合理的用药原则,遵循药品临床应用指导原则、临床诊疗指南和药品说明书等合理用药,对医师处方、用药医嘱的适宜性进行审核。

医疗机构以外的其他药品使用单位,应当遵守本法有关医疗机构使用药品的规定。

第七十三条 依法经过资格认定的药师或者其他药学技术人员调配处方,应当进行核对,对处方所列药品不得擅自更改或者代用。对有配伍禁忌或者超剂量的处方,应当拒绝调配;必要时,经处方医师更正或者重新签字,方可调配。

第七十四条 医疗机构配制制剂,应当经所在地省、自治区、直辖市人民政府药品监督管理部门批准,取得医疗机构制剂许可证。无医疗机构制剂许可证的,不得配制制剂。

医疗机构制剂许可证应当标明有效期,到期重新审查发证。

第七十五条 医疗机构配制制剂,应当有能够保证制剂质量的设施、管理制度、检验仪器和卫生环境。

医疗机构配制制剂,应当按照经核准的工艺进行,所需的原料、辅料和包装材料等应当符合药用要求。

第七十六条 医疗机构配制的制剂,应当是本单位临床需要而市场上没有供应的品种,并应当经所在地省、自治区、直辖市人民政府药品监督管理部门批准;但是,法律对配制中药制剂另有规定的除外。

医疗机构配制的制剂应当按照规定进行质量检验;合格的,凭医师处方在本单位使用。经国务院药品监督管理部门或者省、自治区、直辖市人民政府药品监督管理部门批准,医疗机构配制的制剂可以在指定的医疗机构之间调剂使用。

医疗机构配制的制剂不得在市场上销售。

第七章 药品上市后管理

第七十七条 药品上市许可持有人应当制定药品上市后风险管理计划,主动开展药品上市后研究,对药品的安全性、有效性和质量可控性进行进一步确证,加强对已上市药品的持续管理。

第七十八条 对附条件批准的药品,药品上市许可持有人应当采取相应风险管理措施,并在规定期限内按照要求完成相关研究;逾期未按照要求完成研究或者不能证明其获益大于风险的,国务院药品监督管理部门应当依法处理,直至注销药品注册证书。

第七十九条 对药品生产过程中的变更,按照其对药品安全性、有效性和质量可控性的风险和产生影响的程度,实行分类管理。属于重大变更的,应当经国务院药品监督管理部门批准,其他变更应当按照国务院药品监督管理部门的规定备案或者报告。

药品上市许可持有人应当按照国务院药品监督管理部门的规定,全面评估、验证变更事项对药品安全性、有效性和质量可控性的影响。

第八十条 药品上市许可持有人应当开展药品上市后不良反应监测,主动收集、跟踪分析疑似药品不良反应信息,对已识别风险的药品及时采取风险控制措施。

第八十一条 药品上市许可持有人、药品生产企业、药品经营企业和医疗机构应当经常考察本单位所生产、经营、使用的药品质量、疗效和不良反应。发现疑似不良反应的,应当及时向药品监督管理部门和卫生健康主管部门报告。具体办法由国务院药品监督管理部门会同国务院卫生健康主管部门制定。

对已确认发生严重不良反应的药品,由国务院药品监督管理部门或者省、自治区、直辖市人民政府药品监督管理部门根据实际情况采取停止生产、销售、使用等紧急控制措施,并应当在五日内组织鉴定,自鉴定结论作出之日起十五日内依法作出行政处理决定。

第八十二条 药品存在质量问题或者其他安全隐患的,药品上市许可持有人应当立即停止销售,告知相关药品经营企业和医疗机构停止销售和使用,召回已销售的药品,及时公开召回信息,必要时应当立即停止生产,并将药品召回和处理情况向省、自治区、直辖市人民政府药品监督管理部门和卫生健康主管部门报告。药品生产企业、药品经营企业和医疗机构应当配合。

药品上市许可持有人依法应当召回药品而未召回的,省、自治区、直辖市人民政府药品监督管理部门应当责令其召回。

第八十三条 药品上市许可持有人应当对已上市药品的安全性、有效性和质量可控性定期开展上市后评价。必要时,国务院药品监督管理部门可以责令药品上市许可持有人开展上市后评价或者直接组织开展上市后评价。

经评价,对疗效不确切、不良反应大或者因其他原因危害人体健康的药品,应当注销药品注册证书。

已被注销药品注册证书的药品,不得生产或者进口、销售和使用。

已被注销药品注册证书、超过有效期等的药品,应当由药品监督管理部门监督销毁或者依法采取其他无害化处理等措施。

第八章 药品价格和广告

第八十四条 国家完善药品采购管理制度,对药品价格进行监测,开展成本价格调查,加强药品价格监督检查,依法查处价格垄断、哄抬价格等药品价格违法行为,维护药品价格秩序。

第八十五条 依法实行市场调节价的药品,药品上市许可持有人、药品生产企业、药品经营企业和医疗机构应当按照公平、合理和诚实信用、质价相符的原则制定价格,为用药者提供价格合理的药品。

药品上市许可持有人、药品生产企业、药品经营企业和医疗机构应当遵守国务院药品价格主管部门关于药品价格管理的规定,制定和标明药品零售价格,禁止暴利、价格垄断和价格欺诈等行为。

第八十六条 药品上市许可持有人、药品生产企业、药品经营企业和医疗机构应当依法向药品价格主管部门提供其药品的实际购销价格和购销数量等资料。

第八十七条 医疗机构应当向患者提供所用药品的价格清单,按照规定如实公布其常用药品的价格,加强合理用药管理。具体办法由国务院卫生健康主管部门制定。

第八十八条 禁止药品上市许可持有人、药品生产企业、药品经营企业和医疗机构在药品购销中给予、收受回扣或者其他不正当利益。

禁止药品上市许可持有人、药品生产企业、药品经营企业或者代理人以任何名义给予使用其药品的医疗机构的负责人、药品采购人员、医师、药师等有关人员财物或者其他不正当利益。禁止医疗机构的负责人、药品采购人员、医师、药师等有关人员以任何名义收受药品上市许可持有人、药品生产企业、药品经营企业或者代理人给予的财物或者其他不正当利益。

第八十九条 药品广告应当经广告主所在地省、自治区、直辖市人民政府确定的广告审查机关批准;未经批准的,不得发布。

第九十条 药品广告的内容应当真实、合法,以国务院药品监督管理部门核准的药品说明书为准,不得含有虚假的内容。

药品广告不得含有表示功效、安全性的断言或者保证;不得利用国家机关、科研单位、学术机构、行业协会或者专家、学者、医师、药师、患者等的名义或者形象作推荐、证明。

非药品广告不得有涉及药品的宣传。

第九十一条 药品价格和广告,本法未作规定的,适用《中华人民共和国价格法》、《中华人民共和国反垄断法》、《中华人民共和国反不正当竞争法》、《中华人民共和国广告法》等的规定。

第九章 药品储备和供应

第九十二条 国家实行药品储备制度,建立中央和地方两级药品储备。

发生重大灾情、疫情或者其他突发事件时,依照《中华人民共和国突发事件应对法》的规定,可以紧急调用药品。

第九十三条 国家实行基本药物制度,遴选适当数量的基本药物品种,加强组织生产和储备,提高基本药物的供给能力,满足疾病防治基本用药需求。

第九十四条 国家建立药品供求监测体系,及时收集和汇总分析短缺药品供求信息,对短缺药品实行预警,采取应对措施。

第九十五条 国家实行短缺药品清单管理制度。具体办法由国务院卫生健康主管部门会同国务院药品监督管理部门等部门制定。

药品上市许可持有人停止生产短缺药品的,应当按照规定向国务院药品监督管理部门或者省、自治区、直辖市人民政府药品监督管理部门报告。

第九十六条 国家鼓励短缺药品的研制和生产,对临床急需的短缺药品、防治重大传染病和罕见病等疾病的新药予以优先审评审批。

第九十七条 对短缺药品,国务院可以限制或者禁止出口。必要时,国务院有关部门可以采取组织生产、价格干预和扩大进口等措施,保障药品供应。

药品上市许可持有人、药品生产企业、药品经营企业应当按照规定保障药品的生产和供应。

第十章 监督管理

第九十八条 禁止生产(包括配制,下同)、销售、使用假药、劣药。

有下列情形之一的,为假药:

（一）药品所含成份与国家药品标准规定的成份不符；

（二）以非药品冒充药品或者以他种药品冒充此种药品；

（三）变质的药品；

（四）药品所标明的适应症或者功能主治超出规定范围。

有下列情形之一的，为劣药：

（一）药品成份的含量不符合国家药品标准；

（二）被污染的药品；

（三）未标明或者更改有效期的药品；

（四）未注明或者更改产品批号的药品；

（五）超过有效期的药品；

（六）擅自添加防腐剂、辅料的药品；

（七）其他不符合药品标准的药品。

禁止未取得药品批准证明文件生产、进口药品；禁止使用未按照规定审评、审批的原料药、包装材料和容器生产药品。

第九十九条　药品监督管理部门应当依照法律、法规的规定对药品研制、生产、经营和药品使用单位使用药品等活动进行监督检查，必要时可以对为药品研制、生产、经营、使用提供产品或者服务的单位和个人进行延伸检查，有关单位和个人应当予以配合，不得拒绝和隐瞒。

药品监督管理部门应当对高风险的药品实施重点监督检查。

对有证据证明可能存在安全隐患的，药品监督管理部门根据监督检查情况，应当采取告诫、约谈、限期整改以及暂停生产、销售、使用、进口等措施，并及时公布检查处理结果。

药品监督管理部门进行监督检查时，应当出示证明文件，对监督检查中知悉的商业秘密应当保密。

第一百条　药品监督管理部门根据监督管理的需要，可以对药品质量进行抽查检验。抽查检验应当按照规定抽样，并不得收取任何费用；抽样应当购买样品。所需费用按照国务院规定列支。

对有证据证明可能危害人体健康的药品及其有关材料，药品监督管理部门可以查封、扣押，并在七日内作出行政处理决定；药品需要检验的，应当自检验报告书发出之日起十五日内作出行政处理决定。

第一百零一条　国务院和省、自治区、直辖市人民政府的药品监督管理部门应当定期公告药品质量抽查检验结果；公告不当的，应当在原公告范围内予以更正。

第一百零二条　当事人对药品检验结果有异议的，可以自收到药品检验结果之日起七日内向原药品检验机构或者上一级药品监督管理部门设置或者指定的药品检验机构申请复验，也可以直接向国务院药品监督管理部门设置或者指定的药品检验机构申请复验。受理复验的药品检验机构应当在国务院药品监督管理部门规定的时间内作出复验结论。

第一百零三条　药品监督管理部门应当对药品上市许可持有人、药品生产企业、药品经营企业和药物非临床安全性评价研究机构、药物临床试验机构等遵守药品生产质量管理规范、药品经营质量管理规范、药物非临床研究质量管理规范、药物临床试验质量管理规范等情况进行检查，监督其持续符合法定要求。

第一百零四条　国家建立职业化、专业化药品检查员队伍。检查员应当熟悉药品法律法规，具备药品专业知识。

第一百零五条　药品监督管理部门建立药品上市许可持有人、药品生产企业、药品经营企业、药物非临床安全性评价研究机构、药物临床试验机构和医疗机构药品安全信用档案，记录许可颁发、日常监督检查结果、违法行为查处等情况,依法向社会公布并及时更新;对有不良信用记录的,增加监督检查频次,并可以按照国家规定实施联合惩戒。

第一百零六条　药品监督管理部门应当公布本部门的电子邮件地址、电话,接受咨询、投诉、举报,并依法及时答复、核实、处理。对查证属实的举报,按照有关规定给予举报人奖励。

药品监督管理部门应当对举报人的信息予以保密,保护举报人的合法权益。举报人举报所在单位的,该单位不得以解除、变更劳动合同或者其他方式对举报人进行打击报复。

第一百零七条　国家实行药品安全信息统一公布制度。国家药品安全总体情况、药品安全风险警示信息、重大药品安全事件及其调查处理信息和国务院确定需要统一公布的其他信息由国务院药品监督管理部门统一公布。药品安全风险警示信息和重大药品安全事件及其调查处理信息的影响限于特定区域的,也可以由有关省、自治区、直辖市人民政府药品监督管理部门公布。未经授权不得发布上述信息。

公布药品安全信息,应当及时、准确、全面,并进行必要的说明,避免误导。

任何单位和个人不得编造、散布虚假药品安全信息。

第一百零八条　县级以上人民政府应当制定药品安全事件应急预案。药品上市许可持有人、药品生产企业、药品经营企业和医疗机构等应当制定本单位的药品安全事件处置方案,并组织开展培训和应急演练。

发生药品安全事件,县级以上人民政府应当按照应急预案立即组织开展应对工作;有关单位应当立即采取有效措施进行处置,防止危害扩大。

第一百零九条　药品监督管理部门未及时发现药品安全系统性风险,未及时消除监督管理区域内药品安全隐患的,本级人民政府或者上级人民政府药品监督管理部门应当对其主要负责人进行约谈。

地方人民政府未履行药品安全职责,未及时消除区域性重大药品安全隐患的,上级人民政府或者上级人民政府药品监督管理部门应当对其主要负责人进行约谈。

被约谈的部门和地方人民政府应当立即采取措施,对药品监督管理工作进行整改。

约谈情况和整改情况应当纳入有关部门和地方人民政府药品监督管理工作评议、考核记录。

第一百一十条　地方人民政府及其药品监督管理部门不得以要求实施药品检验、审批等手段限制或者排斥非本地区药品上市许可持有人、药品生产企业生产的药品进入本地区。

第一百一十一条　药品监督管理部门及其设置或者指定的药品专业技术机构不得参与药品生产经营活动,不得以其名义推荐或者监制、监销药品。

药品监督管理部门及其设置或者指定的药品专业技术机构的工作人员不得参与药品生产经营活动。

第一百一十二条　国务院对麻醉药品、精神药品、医疗用毒性药品、放射性药品、药品类易制毒化学品等有其他特殊管理规定的,依照其规定。

第一百一十三条　药品监督管理部门发现药品违法行为涉嫌犯罪的,应当及时将案件移送公安机关。

对依法不需要追究刑事责任或者免予刑事处罚,但应当追究行政责任的,公安机关、人民检察院、人民法院应当及时将案件移送药品监督管理部门。

公安机关、人民检察院、人民法院商请药品监督管理部门、生态环境主管部门等部门提供检验结论、认定意见以及对涉案药品进行无害化处理等协助的,有关部门应当及时提供,予以协助。

第十一章 法律责任

第一百一十四条 违反本法规定,构成犯罪的,依法追究刑事责任。

第一百一十五条 未取得药品生产许可证、药品经营许可证或者医疗机构制剂许可证生产、销售药品的,责令关闭,没收违法生产、销售的药品和违法所得,并处违法生产、销售的药品(包括已售出和未售出的药品,下同)货值金额十五倍以上三十倍以下的罚款;货值金额不足十万元的,按十万元计算。

第一百一十六条 生产、销售假药的,没收违法生产、销售的药品和违法所得,责令停产停业整顿,吊销药品批准证明文件,并处违法生产、销售的药品货值金额十五倍以上三十倍以下的罚款;货值金额不足十万元的,按十万元计算;情节严重的,吊销药品生产许可证、药品经营许可证或者医疗机构制剂许可证,十年内不受理其相应申请;药品上市许可持有人为境外企业的,十年内禁止其药品进口。

第一百一十七条 生产、销售劣药的,没收违法生产、销售的药品和违法所得,并处违法生产、销售的药品货值金额十倍以上二十倍以下的罚款;违法生产、批发的药品货值金额不足十万元的,按十万元计算,违法零售的药品货值金额不足一万元的,按一万元计算;情节严重的,责令停产停业整顿直至吊销药品批准证明文件、药品生产许可证、药品经营许可证或者医疗机构制剂许可证。

生产、销售的中药饮片不符合药品标准,尚不影响安全性、有效性的,责令限期改正,给予警告;可以处十万元以上五十万元以下的罚款。

第一百一十八条 生产、销售假药,或者生产、销售劣药且情节严重的,对法定代表人、主要负责人、直接负责的主管人员和其他责任人员,没收违法行为发生期间自本单位所获收入,并处所获收入百分之三十以上三倍以下的罚款,终身禁止从事药品生产经营活动,并可以由公安机关处五日以上十五日以下的拘留。

对生产者专门用于生产假药、劣药的原料、辅料、包装材料、生产设备予以没收。

第一百一十九条 药品使用单位使用假药、劣药的,按照销售假药、零售劣药的规定处罚;情节严重的,法定代表人、主要负责人、直接负责的主管人员和其他责任人员有医疗卫生人员执业证书的,还应当吊销执业证书。

第一百二十条 知道或者应当知道属于假药、劣药或者本法第一百二十四条第一款第一项至第五项规定的药品,而为其提供储存、运输等便利条件的,没收全部储存、运输收入,并处违法收入一倍以上五倍以下的罚款;情节严重的,并处违法收入五倍以上十五倍以下的罚款;违法收入不足五万元的,按五万元计算。

第一百二十一条 对假药、劣药的处罚决定,应当依法载明药品检验机构的质量检验结论。

第一百二十二条 伪造、变造、出租、出借、非法买卖许可证或者药品批准证明文件的,没收违法所得,并处违法所得一倍以上五倍以下的罚款;情节严重的,并处违法所得五倍以上十五倍以下的罚款,吊销药品生产许可证、药品经营许可证、医疗机构制剂许可证或者药品批准证明文件,对法定代表人、主要负责人、直接负责的主管人员和其他责任人员,处二万元以上二十万元以下的罚款,十年内禁止从事药品生产经营活动,并可以由公安机关处五日以上十五日以下的拘留;违法所得不足十万元的,按十万元计算。

第一百二十三条 提供虚假的证明、数据、资料、样品或者采取其他手段骗取临床试验许可、药品生产许可、药品经营许可、医疗机构制剂许可或者药品注册等许可的,撤销相关许可,十年内不受理其相应申请,并处五十万元以上五百万元以下的罚款;情节严重的,对法定代表人、主要负责人、直接负责的主管人员和其他责任人员,处二万元以上二十万元以下的罚款,十年内禁止从事药品生产经营活动,并可以由公安机关处五日以上十五日以下的拘留。

第一百二十四条　违反本法规定,有下列行为之一的,没收违法生产、进口、销售的药品和违法所得以及专门用于违法生产的原料、辅料、包装材料和生产设备,责令停产停业整顿,并处违法生产、进口、销售的药品货值金额十五倍以上三十倍以下的罚款;货值金额不足十万元的,按十万元计算;情节严重的,吊销药品批准证明文件直至吊销药品生产许可证、药品经营许可证或者医疗机构制剂许可证,对法定代表人、主要负责人、直接负责的主管人员和其他责任人员,没收违法行为发生期间自本单位所获收入,并处所获收入百分之三十以上三倍以下的罚款,十年直至终身禁止从事药品生产经营活动,并可以由公安机关处五日以上十五日以下的拘留:

（一）未取得药品批准证明文件生产、进口药品;
（二）使用采取欺骗手段取得的药品批准证明文件生产、进口药品;
（三）使用未经审评审批的原料药生产药品;
（四）应当检验而未经检验即销售药品;
（五）生产、销售国务院药品监督管理部门禁止使用的药品;
（六）编造生产、检验记录;
（七）未经批准在药品生产过程中进行重大变更。

销售前款第一项至第三项规定的药品,或者药品使用单位使用前款第一项至第五项规定的药品的,依照前款规定处罚;情节严重的,药品使用单位的法定代表人、主要负责人、直接负责的主管人员和其他责任人员有医疗卫生人员执业证书的,还应当吊销执业证书。

未经批准进口少量境外已合法上市的药品,情节较轻的,可以依法减轻或者免予处罚。

第一百二十五条　违反本法规定,有下列行为之一的,没收违法生产、销售的药品和违法所得以及包装材料、容器,责令停产停业整顿,并处五十万元以上五百万元以下的罚款;情节严重的,吊销药品批准证明文件、药品生产许可证、药品经营许可证,对法定代表人、主要负责人、直接负责的主管人员和其他责任人员处二万元以上二十万元以下的罚款,十年直至终身禁止从事药品生产经营活动:

（一）未经批准开展药物临床试验;
（二）使用未经审评的直接接触药品的包装材料或者容器生产药品,或者销售该类药品;
（三）使用未经核准的标签、说明书。

第一百二十六条　除本法另有规定的情形外,药品上市许可持有人、药品生产企业、药品经营企业、药物非临床安全性评价研究机构、药物临床试验机构等未遵守药品生产质量管理规范、药品经营质量管理规范、药物非临床研究质量管理规范、药物临床试验质量管理规范等的,责令限期改正,给予警告;逾期不改正的,处十万元以上五十万元以下的罚款;情节严重的,处五十万元以上二百万元以下的罚款,责令停产停业整顿直至吊销药品批准证明文件、药品生产许可证、药品经营许可证等,药物非临床安全性评价研究机构、药物临床试验机构等五年内不得开展药物非临床安全性评价研究、药物临床试验,对法定代表人、主要负责人、直接负责的主管人员和其他责任人员,没收违法行为发生期间自本单位所获收入,并处所获收入百分之十以上百分之五十以下的罚款,十年直至终身禁止从事药品生产经营等活动。

第一百二十七条　违反本法规定,有下列行为之一的,责令限期改正,给予警告;逾期不改正的,处十万元以上五十万元以下的罚款:

（一）开展生物等效性试验未备案;
（二）药物临床试验期间,发现存在安全性问题或者其他风险,临床试验申办者未及时调整临床试

验方案、暂停或者终止临床试验,或者未向国务院药品监督管理部门报告;

(三)未按照规定建立并实施药品追溯制度;

(四)未按照规定提交年度报告;

(五)未按照规定对药品生产过程中的变更进行备案或者报告;

(六)未制定药品上市后风险管理计划;

(七)未按照规定开展药品上市后研究或者上市后评价。

第一百二十八条　除依法应当按照假药、劣药处罚的外,药品包装未按照规定印有、贴有标签或者附有说明书,标签、说明书未按照规定注明相关信息或者印有规定标志的,责令改正,给予警告;情节严重的,吊销药品注册证书。

第一百二十九条　违反本法规定,药品上市许可持有人、药品生产企业、药品经营企业或者医疗机构未从药品上市许可持有人或者具有药品生产、经营资格的企业购进药品的,责令改正,没收违法购进的药品和违法所得,并处违法购进药品货值金额二倍以上十倍以下的罚款;情节严重的,并处货值金额十倍以上三十倍以下的罚款,吊销药品批准证明文件、药品生产许可证、药品经营许可证或者医疗机构执业许可证;货值金额不足五万元的,按五万元计算。

第一百三十条　违反本法规定,药品经营企业购销药品未按照规定进行记录,零售药品未正确说明用法、用量等事项,或者未按照规定调配处方的,责令改正,给予警告;情节严重的,吊销药品经营许可证。

第一百三十一条　违反本法规定,药品网络交易第三方平台提供者未履行资质审核、报告、停止提供网络交易平台服务等义务的,责令改正,没收违法所得,并处二十万元以上二百万元以下的罚款;情节严重的,责令停业整顿,并处二百万元以上五百万元以下的罚款。

第一百三十二条　进口已获得药品注册证书的药品,未按照规定向允许药品进口的口岸所在地药品监督管理部门备案的,责令限期改正,给予警告;逾期不改正的,吊销药品注册证书。

第一百三十三条　违反本法规定,医疗机构将其配制的制剂在市场上销售的,责令改正,没收违法销售的制剂和违法所得,并处违法销售制剂货值金额二倍以上五倍以下的罚款;情节严重的,并处货值金额五倍以上十五倍以下的罚款;货值金额不足五万元的,按五万元计算。

第一百三十四条　药品上市许可持有人未按照规定开展药品不良反应监测或者报告疑似药品不良反应的,责令限期改正,给予警告;逾期不改正的,责令停产停业整顿,并处十万元以上一百万元以下的罚款。

药品经营企业未按照规定报告疑似药品不良反应的,责令限期改正,给予警告;逾期不改正的,责令停产停业整顿,并处五万元以上五十万元以下的罚款。

医疗机构未按照规定报告疑似药品不良反应的,责令限期改正,给予警告;逾期不改正的,处五万元以上五十万元以下的罚款。

第一百三十五条　药品上市许可持有人在省、自治区、直辖市人民政府药品监督管理部门责令其召回后,拒不召回的,处应召回药品货值金额五倍以上十倍以下的罚款;货值金额不足十万元的,按十万元计算;情节严重的,吊销药品批准证明文件、药品生产许可证、药品经营许可证,对法定代表人、主要负责人、直接负责的主管人员和其他责任人员,处二万元以上二十万元以下的罚款。药品生产企业、药品经营企业、医疗机构拒不配合召回的,处十万元以上五十万元以下的罚款。

第一百三十六条　药品上市许可持有人为境外企业的,其指定的在中国境内的企业法人未依照本法规定履行相关义务的,适用本法有关药品上市许可持有人法律责任的规定。

第一百三十七条　有下列行为之一的,在本法规定的处罚幅度内从重处罚:

(一)以麻醉药品、精神药品、医疗用毒性药品、放射性药品、药品类易制毒化学品冒充其他药品,或者以其他药品冒充上述药品;

(二)生产、销售以孕产妇、儿童为主要使用对象的假药、劣药;

(三)生产、销售的生物制品属于假药、劣药;

(四)生产、销售假药、劣药,造成人身伤害后果;

(五)生产、销售假药、劣药,经处理后再犯;

(六)拒绝、逃避监督检查,伪造、销毁、隐匿有关证据材料,或者擅自动用查封、扣押物品。

第一百三十八条　药品检验机构出具虚假检验报告的,责令改正,给予警告,对单位并处二十万元以上一百万元以下的罚款;对直接负责的主管人员和其他直接责任人员依法给予降级、撤职、开除处分,没收违法所得,并处五万元以下的罚款;情节严重的,撤销其检验资格。药品检验机构出具的检验结果不实,造成损失的,应当承担相应的赔偿责任。

第一百三十九条　本法第一百一十五条至第一百三十八条规定的行政处罚,由县级以上人民政府药品监督管理部门按照职责分工决定;撤销许可、吊销许可证件的,由原批准、发证的部门决定。

第一百四十条　药品上市许可持有人、药品生产企业、药品经营企业或者医疗机构违反本法规定聘用人员的,由药品监督管理部门或者卫生健康主管部门责令解聘,处五万元以上二十万元以下的罚款。

第一百四十一条　药品上市许可持有人、药品生产企业、药品经营企业或者医疗机构在药品购销中给予、收受回扣或者其他不正当利益的,药品上市许可持有人、药品生产企业、药品经营企业或者代理人给予使用其药品的医疗机构的负责人、药品采购人员、医师、药师等有关人员财物或者其他不正当利益的,由市场监督管理部门没收违法所得,并处三十万元以上三百万元以下的罚款;情节严重的,吊销药品上市许可持有人、药品生产企业、药品经营企业营业执照,并由药品监督管理部门吊销药品批准证明文件、药品生产许可证、药品经营许可证。

药品上市许可持有人、药品生产企业、药品经营企业在药品研制、生产、经营中向国家工作人员行贿的,对法定代表人、主要负责人、直接负责的主管人员和其他责任人员终身禁止从事药品生产经营活动。

第一百四十二条　药品上市许可持有人、药品生产企业、药品经营企业的负责人、采购人员等有关人员在药品购销中收受其他药品上市许可持有人、药品生产企业、药品经营企业或者代理人给予的财物或者其他不正当利益的,没收违法所得,依法给予处罚;情节严重的,五年内禁止从事药品生产经营活动。

医疗机构的负责人、药品采购人员、医师、药师等有关人员收受药品上市许可持有人、药品生产企业、药品经营企业或者代理人给予的财物或者其他不正当利益的,由卫生健康主管部门或者本单位给予处分,没收违法所得;情节严重的,还应当吊销其执业证书。

第一百四十三条　违反本法规定,编造、散布虚假药品安全信息,构成违反治安管理行为的,由公安机关依法给予治安管理处罚。

第一百四十四条　药品上市许可持有人、药品生产企业、药品经营企业或者医疗机构违反本法规定,给用药者造成损害的,依法承担赔偿责任。

因药品质量问题受到损害的,受害人可以向药品上市许可持有人、药品生产企业请求赔偿损失,也可以向药品经营企业、医疗机构请求赔偿损失。接到受害人赔偿请求的,应当实行首负责任制,先行赔付;先行赔付后,可以依法追偿。

生产假药、劣药或者明知是假药、劣药仍然销售、使用的,受害人或者其近亲属除请求赔偿损失外,还可以请求支付价款十倍或者损失三倍的赔偿金;增加赔偿的金额不足一千元的,为一千元。

第一百四十五条 药品监督管理部门或者其设置、指定的药品专业技术机构参与药品生产经营活动的,由其上级主管机关责令改正,没收违法收入;情节严重的,对直接负责的主管人员和其他直接责任人员依法给予处分。

药品监督管理部门或者其设置、指定的药品专业技术机构的工作人员参与药品生产经营活动的,依法给予处分。

第一百四十六条 药品监督管理部门或者其设置、指定的药品检验机构在药品监督检验中违法收取检验费用的,由政府有关部门责令退还,对直接负责的主管人员和其他直接责任人员依法给予处分;情节严重的,撤销其检验资格。

第一百四十七条 违反本法规定,药品监督管理部门有下列行为之一的,应当撤销相关许可,对直接负责的主管人员和其他直接责任人员依法给予处分:

(一)不符合条件而批准进行药物临床试验;

(二)对不符合条件的药品颁发药品注册证书;

(三)对不符合条件的单位颁发药品生产许可证、药品经营许可证或者医疗机构制剂许可证。

第一百四十八条 违反本法规定,县级以上地方人民政府有下列行为之一的,对直接负责的主管人员和其他直接责任人员给予记过或者记大过处分;情节严重的,给予降级、撤职或者开除处分:

(一)瞒报、谎报、缓报、漏报药品安全事件;

(二)未及时消除区域性重大药品安全隐患,造成本行政区域内发生特别重大药品安全事件,或者连续发生重大药品安全事件;

(三)履行职责不力,造成严重不良影响或者重大损失。

第一百四十九条 违反本法规定,药品监督管理等部门有下列行为之一的,对直接负责的主管人员和其他直接责任人员给予记过或者记大过处分;情节较重的,给予降级或者撤职处分;情节严重的,给予开除处分:

(一)瞒报、谎报、缓报、漏报药品安全事件;

(二)对发现的药品安全违法行为未及时查处;

(三)未及时发现药品安全系统性风险,或者未及时消除监督管理区域内药品安全隐患,造成严重影响;

(四)其他不履行药品监督管理职责,造成严重不良影响或者重大损失。

第一百五十条 药品监督管理人员滥用职权、徇私舞弊、玩忽职守的,依法给予处分。

查处假药、劣药违法行为有失职、渎职行为的,对药品监督管理部门直接负责的主管人员和其他直接责任人员依法从重给予处分。

第一百五十一条 本章规定的货值金额以违法生产、销售药品的标价计算;没有标价的,按照同类药品的市场价格计算。

第十二章 附 则

第一百五十二条 中药材种植、采集和饲养的管理,依照有关法律、法规的规定执行。

第一百五十三条 地区性民间习用药材的管理办法,由国务院药品监督管理部门会同国务院中医药主管部门制定。

第一百五十四条　中国人民解放军和中国人民武装警察部队执行本法的具体办法,由国务院、中央军事委员会依据本法制定。

第一百五十五条　本法自2019年12月1日起施行。

附录二 《药品经营质量管理规范》

（2000年4月30日原国家药品监督管理局局令第20号公布 2012年11月6日原卫生部部务会议第一次修订 2015年5月18日国家食品药品监督管理总局局务会议第二次修订 根据2016年6月30日国家食品药品监督管理总局局务会议《关于修改〈药品经营质量管理规范〉的决定》修正）

第一章 总 则

第一条 为加强药品经营质量管理,规范药品经营行为,保障人体用药安全、有效,根据《中华人民共和国药品管理法》、《中华人民共和国药品管理法实施条例》,制定本规范。

第二条 本规范是药品经营管理和质量控制的基本准则。

企业应当在药品采购、储存、销售、运输等环节采取有效的质量控制措施,确保药品质量,并按照国家有关要求建立药品追溯系统,实现药品可追溯。

第三条 药品经营企业应当严格执行本规范。

药品生产企业销售药品、药品流通过程中其他涉及储存与运输药品的,也应当符合本规范相关要求。

第四条 药品经营企业应当坚持诚实守信,依法经营。禁止任何虚假、欺骗行为。

第二章 药品批发的质量管理

第一节 质量管理体系

第五条 企业应当依据有关法律法规及本规范的要求建立质量管理体系,确定质量方针,制定质量管理体系文件,开展质量策划、质量控制、质量保证、质量改进和质量风险管理等活动。

第六条 企业制定的质量方针文件应当明确企业总的质量目标和要求,并贯彻到药品经营活动的全过程。

第七条 企业质量管理体系应当与其经营范围和规模相适应,包括组织机构、人员、设施设备、质量管理体系文件及相应的计算机系统等。

第八条 企业应当定期以及在质量管理体系关键要素发生重大变化时,组织开展内审。

第九条 企业应当对内审的情况进行分析,依据分析结论制定相应的质量管理体系改进措施,不断提高质量控制水平,保证质量管理体系持续有效运行。

第十条 企业应当采用前瞻或者回顾的方式,对药品流通过程中的质量风险进行评估、控制、沟通和审核。

第十一条 企业应当对药品供货单位、购货单位的质量管理体系进行评价,确认其质量保证能力和质量信誉,必要时进行实地考察。

第十二条 企业应当全员参与质量管理。各部门、岗位人员应当正确理解并履行职责,承担相应质量责任。

第二节 组织机构与质量管理职责

第十三条 企业应当设立与其经营活动和质量管理相适应的组织机构或者岗位,明确规定其职责、权限及相互关系。

第十四条 企业负责人是药品质量的主要责任人,全面负责企业日常管理,负责提供必要的条件,保证质量管理部门和质量管理人员有效履行职责,确保企业实现质量目标并按照本规范要求经营药品。

第十五条 企业质量负责人应当由高层管理人员担任,全面负责药品质量管理工作,独立履行职责,在企业内部对药品质量管理具有裁决权。

第十六条 企业应当设立质量管理部门,有效开展质量管理工作。质量管理部门的职责不得由其他部门及人员履行。

第十七条 质量管理部门应当履行以下职责:

(一)督促相关部门和岗位人员执行药品管理的法律法规及本规范;

(二)组织制订质量管理体系文件,并指导、监督文件的执行;

(三)负责对供货单位和购货单位的合法性、购进药品的合法性以及供货单位销售人员、购货单位采购人员的合法资格进行审核,并根据审核内容的变化进行动态管理;

(四)负责质量信息的收集和管理,并建立药品质量档案;

(五)负责药品的验收,指导并监督药品采购、储存、养护、销售、退货、运输等环节的质量管理工作;

(六)负责不合格药品的确认,对不合格药品的处理过程实施监督;

(七)负责药品质量投诉和质量事故的调查、处理及报告;

(八)负责假劣药品的报告;

(九)负责药品质量查询;

(十)负责指导设定计算机系统质量控制功能;

(十一)负责计算机系统操作权限的审核和质量管理基础数据的建立及更新;

(十二)组织验证、校准相关设施设备;

(十三)负责药品召回的管理;

(十四)负责药品不良反应的报告;

(十五)组织质量管理体系的内审和风险评估;

(十六)组织对药品供货单位及购货单位质量管理体系和服务质量的考察和评价;

(十七)组织对被委托运输的承运方运输条件和质量保障能力的审查;

(十八)协助开展质量管理教育和培训;

(十九)其他应当由质量管理部门履行的职责。

第三节 人员与培训

第十八条 企业从事药品经营和质量管理工作的人员,应当符合有关法律法规及本规范规定的资格要求,不得有相关法律法规禁止从业的情形。

第十九条 企业负责人应当具有大学专科以上学历或者中级以上专业技术职称,经过基本的药学专业知识培训,熟悉有关药品管理的法律法规及本规范。

第二十条 企业质量负责人应当具有大学本科以上学历、执业药师资格和3年以上药品经营质量管理工作经历,在质量管理工作中具备正确判断和保障实施的能力。

第二十一条 企业质量管理部门负责人应当具有执业药师资格和3年以上药品经营质量管理工作经历,能独立解决经营过程中的质量问题。

第二十二条 企业应当配备符合以下资格要求的质量管理、验收及养护等岗位人员:

(一)从事质量管理工作的,应当具有药学中专或者医学、生物、化学等相关专业大学专科以上学历或者具有药学初级以上专业技术职称;

(二)从事验收、养护工作的,应当具有药学或者医学、生物、化学等相关专业中专以上学历或者具有药学初级以上专业技术职称;

(三)从事中药材、中药饮片验收工作的,应当具有中药学专业中专以上学历或者具有中药学中级以上专业技术职称;从事中药材、中药饮片养护工作的,应当具有中药学专业中专以上学历或者具有中药学初级以上专业技术职称;直接收购地产中药材的,验收人员应当具有中药学中级以上专业技术职称。

从事疫苗配送的,还应当配备2名以上专业技术人员专门负责疫苗质量管理和验收工作。专业技术人员应当具有预防医学、药学、微生物学或者医学等专业本科以上学历及中级以上专业技术职称,并有3年以上从事疫苗管理或者技术工作经历。

第二十三条 从事质量管理、验收工作的人员应当在职在岗,不得兼职其他业务工作。

第二十四条 从事采购工作的人员应当具有药学或者医学、生物、化学等相关专业中专以上学历,从事销售、储存等工作的人员应当具有高中以上文化程度。

第二十五条 企业应当对各岗位人员进行与其职责和工作内容相关的岗前培训和继续培训,以符合本规范要求。

第二十六条 培训内容应当包括相关法律法规、药品专业知识及技能、质量管理制度、职责及岗位操作规程等。

第二十七条 企业应当按照培训管理制度制定年度培训计划并开展培训,使相关人员能正确理解并履行职责。培训工作应当做好记录并建立档案。

第二十八条 从事特殊管理的药品和冷藏冷冻药品的储存、运输等工作的人员,应当接受相关法律法规和专业知识培训并经考核合格后方可上岗。

第二十九条 企业应当制定员工个人卫生管理制度,储存、运输等岗位人员的着装应当符合劳动保护和产品防护的要求。

第三十条 质量管理、验收、养护、储存等直接接触药品岗位的人员应当进行岗前及年度健康检查,并建立健康档案。患有传染病或者其他可能污染药品的疾病的,不得从事直接接触药品的工作。身体条件不符合相应岗位特定要求的,不得从事相关工作。

第四节 质量管理体系文件

第三十一条 企业制定质量管理体系文件应当符合企业实际。文件包括质量管理制度、部门及岗位职责、操作规程、档案、报告、记录和凭证等。

第三十二条 文件的起草、修订、审核、批准、分发、保管,以及修改、撤销、替换、销毁等应当按照文件管理操作规程进行,并保存相关记录。

第三十三条 文件应当标明题目、种类、目的以及文件编号和版本号。文字应当准确、清晰、易懂。文件应当分类存放,便于查阅。

第三十四条 企业应当定期审核、修订文件,使用的文件应当为现行有效的文本,已废止或者失效的文件除留档备查外,不得在工作现场出现。

第三十五条 企业应当保证各岗位获得与其工作内容相对应的必要文件,并严格按照规定开展工作。

第三十六条 质量管理制度应当包括以下内容:

(一)质量管理体系内审的规定;

(二)质量否决权的规定;

(三)质量管理文件的管理;

(四)质量信息的管理;

(五)供货单位、购货单位、供货单位销售人员及购货单位采购人员等资格审核的规定;

(六)药品采购、收货、验收、储存、养护、销售、出库、运输的管理;

(七)特殊管理的药品的规定;

(八)药品有效期的管理;

(九)不合格药品、药品销毁的管理;

(十)药品退货的管理;

(十一)药品召回的管理;

(十二)质量查询的管理;

(十三)质量事故、质量投诉的管理;

(十四)药品不良反应报告的规定;

(十五)环境卫生、人员健康的规定;

(十六)质量方面的教育、培训及考核的规定;

(十七)设施设备保管和维护的管理;

(十八)设施设备验证和校准的管理;

(十九)记录和凭证的管理;

(二十)计算机系统的管理;

(二十一)药品追溯的规定;

(二十二)其他应当规定的内容。

第三十七条 部门及岗位职责应当包括:

(一)质量管理、采购、储存、销售、运输、财务和信息管理等部门职责;

(二)企业负责人、质量负责人及质量管理、采购、储存、销售、运输、财务和信息管理等部门负责人的岗位职责;

(三)质量管理、采购、收货、验收、储存、养护、销售、出库复核、运输、财务、信息管理等岗位职责;

(四)与药品经营相关的其他岗位职责。

第三十八条 企业应当制定药品采购、收货、验收、储存、养护、销售、出库复核、运输等环节及计算机系统的操作规程。

第三十九条 企业应当建立药品采购、验收、养护、销售、出库复核、销后退回和购进退出、运输、储运温湿度监测、不合格药品处理等相关记录,做到真实、完整、准确、有效和可追溯。

第四十条 通过计算机系统记录数据时,有关人员应当按照操作规程,通过授权及密码登录后方可进行数据的录入或者复核;数据的更改应当经质量管理部门审核并在其监督下进行,更改过程应当留有记录。

第四十一条 书面记录及凭证应当及时填写,并做到字迹清晰,不得随意涂改,不得撕毁。更改记录的,应当注明理由、日期并签名,保持原有信息清晰可辨。

第四十二条 记录及凭证应当至少保存5年。疫苗、特殊管理的药品的记录及凭证按相关规定保存。

第五节 设施与设备

第四十三条 企业应当具有与其药品经营范围、经营规模相适应的经营场所和库房。

第四十四条 库房的选址、设计、布局、建造、改造和维护应当符合药品储存的要求,防止药品的污染、交叉污染、混淆和差错。

第四十五条 药品储存作业区、辅助作业区应当与办公区和生活区分开一定距离或者有隔离措施。

第四十六条 库房的规模及条件应当满足药品的合理、安全储存,并达到以下要求,便于开展储存作业:

(一)库房内外环境整洁,无污染源,库区地面硬化或者绿化;

(二)库房内墙、顶光洁,地面平整,门窗结构严密;

(三)库房有可靠的安全防护措施,能够对无关人员进入实行可控管理,防止药品被盗、替换或者混入假药;

(四)有防止室外装卸、搬运、接收、发运等作业受异常天气影响的措施。

第四十七条 库房应当配备以下设施设备:

(一)药品与地面之间有效隔离的设备;

(二)避光、通风、防潮、防虫、防鼠等设备;

(三)有效调控温湿度及室内外空气交换的设备;

(四)自动监测、记录库房温湿度的设备;

(五)符合储存作业要求的照明设备;

(六)用于零货拣选、拼箱发货操作及复核的作业区域和设备;

(七)包装物料的存放场所;

(八)验收、发货、退货的专用场所;

(九)不合格药品专用存放场所;

(十)经营特殊管理的药品有符合国家规定的储存设施。

第四十八条 经营中药材、中药饮片的,应当有专用的库房和养护工作场所,直接收购地产中药材的应当设置中药样品室(柜)。

第四十九条 储存、运输冷藏、冷冻药品的,应当配备以下设施设备:

(一)与其经营规模和品种相适应的冷库,储存疫苗的应当配备两个以上独立冷库;

(二)用于冷库温度自动监测、显示、记录、调控、报警的设备;

(三)冷库制冷设备的备用发电机组或者双回路供电系统;

(四)对有特殊低温要求的药品,应当配备符合其储存要求的设施设备;

(五)冷藏车及车载冷藏箱或者保温箱等设备。

第五十条 运输药品应当使用封闭式货物运输工具。

第五十一条 运输冷藏、冷冻药品的冷藏车及车载冷藏箱、保温箱应当符合药品运输过程中对温度控制的要求。冷藏车具有自动调控温度、显示温度、存储和读取温度监测数据的功能;冷藏箱及保温箱具有外部显示和采集箱体内温度数据的功能。

第五十二条 储存、运输设施设备的定期检查、清洁和维护应当由专人负责,并建立记录和档案。

第六节 校准与验证

第五十三条 企业应当按照国家有关规定,对计量器具、温湿度监测设备等定期进行校准或者检定。

企业应当对冷库、储运温湿度监测系统以及冷藏运输等设施设备进行使用前验证、定期验证及停用时间超过规定时限的验证。

第五十四条 企业应当根据相关验证管理制度,形成验证控制文件,包括验证方案、报告、评价、偏差处理和预防措施等。

第五十五条 验证应当按照预先确定和批准的方案实施,验证报告应当经过审核和批准,验证文件应当存档。

第五十六条 企业应当根据验证确定的参数及条件,正确、合理使用相关设施设备。

第七节 计算机系统

第五十七条 企业应当建立能够符合经营全过程管理及质量控制要求的计算机系统,实现药品可追溯。

第五十八条 企业计算机系统应当符合以下要求:

(一)有支持系统正常运行的服务器和终端机;

(二)有安全、稳定的网络环境,有固定接入互联网的方式和安全可靠的信息平台;

(三)有实现部门之间、岗位之间信息传输和数据共享的局域网;

(四)有药品经营业务票据生成、打印和管理功能;

(五)有符合本规范要求及企业管理实际需要的应用软件和相关数据库。

第五十九条 各类数据的录入、修改、保存等操作应当符合授权范围、操作规程和管理制度的要求,保证数据原始、真实、准确、安全和可追溯。

第六十条 计算机系统运行中涉及企业经营和管理的数据应当采用安全、可靠的方式储存并按日备份,备份数据应当存放在安全场所,记录类数据的保存时限应当符合本规范第四十二条的要求。

第八节 采 购

第六十一条 企业的采购活动应当符合以下要求:

(一)确定供货单位的合法资格;

(二)确定所购入药品的合法性;

(三)核实供货单位销售人员的合法资格;

(四)与供货单位签订质量保证协议。

采购中涉及的首营企业、首营品种,采购部门应当填写相关申请表格,经过质量管理部门和企业质量负责人的审核批准。必要时应当组织实地考察,对供货单位质量管理体系进行评价。

第六十二条 对首营企业的审核,应当查验加盖其公章原印章的以下资料,确认真实、有效:

(一)《药品生产许可证》或者《药品经营许可证》复印件;

(二)营业执照、税务登记、组织机构代码的证件复印件,及上一年度企业年度报告公示情况;

(三)《药品生产质量管理规范》认证证书或者《药品经营质量管理规范》认证证书复印件;

(四)相关印章、随货同行单(票)样式;

(五)开户户名、开户银行及账号。

第六十三条 采购首营品种应当审核药品的合法性,索取加盖供货单位公章原印章的药品生产或者进口批准证明文件复印件并予以审核,审核无误的方可采购。

以上资料应当归入药品质量档案。

第六十四条　企业应当核实、留存供货单位销售人员以下资料：

（一）加盖供货单位公章原印章的销售人员身份证复印件；

（二）加盖供货单位公章原印章和法定代表人印章或者签名的授权书，授权书应当载明被授权人姓名、身份证号码，以及授权销售的品种、地域、期限；

（三）供货单位及供货品种相关资料。

第六十五条　企业与供货单位签订的质量保证协议至少包括以下内容：

（一）明确双方质量责任；

（二）供货单位应当提供符合规定的资料且对其真实性、有效性负责；

（三）供货单位应当按照国家规定开具发票；

（四）药品质量符合药品标准等有关要求；

（五）药品包装、标签、说明书符合有关规定；

（六）药品运输的质量保证及责任；

（七）质量保证协议的有效期限。

第六十六条　采购药品时，企业应当向供货单位索取发票。发票应当列明药品的通用名称、规格、单位、数量、单价、金额等；不能全部列明的，应当附《销售货物或者提供应税劳务清单》，并加盖供货单位发票专用章原印章、注明税票号码。

第六十七条　发票上的购、销单位名称及金额、品名应当与付款流向及金额、品名一致，并与财务账目内容相对应。发票按有关规定保存。

第六十八条　采购药品应当建立采购记录。采购记录应当有药品的通用名称、剂型、规格、生产厂商、供货单位、数量、价格、购货日期等内容，采购中药材、中药饮片的还应当标明产地。

第六十九条　发生灾情、疫情、突发事件或者临床紧急救治等特殊情况，以及其他符合国家有关规定的情形，企业可采用直调方式购销药品，将已采购的药品不入本企业仓库，直接从供货单位发送到购货单位，并建立专门的采购记录，保证有效的质量跟踪和追溯。

第七十条　采购特殊管理的药品，应当严格按照国家有关规定进行。

第七十一条　企业应当定期对药品采购的整体情况进行综合质量评审，建立药品质量评审和供货单位质量档案，并进行动态跟踪管理。

第九节　收货与验收

第七十二条　企业应当按照规定的程序和要求对到货药品逐批进行收货、验收，防止不合格药品入库。

第七十三条　药品到货时，收货人员应当核实运输方式是否符合要求，并对照随货同行单（票）和采购记录核对药品，做到票、账、货相符。

随货同行单（票）应当包括供货单位、生产厂商、药品的通用名称、剂型、规格、批号、数量、收货单位、收货地址、发货日期等内容，并加盖供货单位药品出库专用章原印章。

第七十四条　冷藏、冷冻药品到货时，应当对其运输方式及运输过程的温度记录、运输时间等质量控制状况进行重点检查并记录。不符合温度要求的应当拒收。

第七十五条　收货人员对符合收货要求的药品，应当按品种特性要求放于相应待验区域，或者设置状态标志，通知验收。冷藏、冷冻药品应当在冷库内待验。

第七十六条　验收药品应当按照药品批号查验同批号的检验报告书。供货单位为批发企业的，检验报告书应当加盖其质量管理专用章原印章。检验报告书的传递和保存可以采用电子数据形式,但应当保证其合法性和有效性。

第七十七条　企业应当按照验收规定,对每次到货药品进行逐批抽样验收,抽取的样品应当具有代表性:

(一)同一批号的药品应当至少检查一个最小包装,但生产企业有特殊质量控制要求或者打开最小包装可能影响药品质量的,可不打开最小包装;

(二)破损、污染、渗液、封条损坏等包装异常以及零货、拼箱的,应当开箱检查至最小包装;

(三)外包装及封签完整的原料药、实施批签发管理的生物制品,可不开箱检查。

第七十八条　验收人员应当对抽样药品的外观、包装、标签、说明书以及相关的证明文件等逐一进行检查、核对;验收结束后,应当将抽取的完好样品放回原包装箱,加封并标示。

第七十九条　特殊管理的药品应当按照相关规定在专库或者专区内验收。

第八十条　验收药品应当做好验收记录,包括药品的通用名称、剂型、规格、批准文号、批号、生产日期、有效期、生产厂商、供货单位、到货数量、到货日期、验收合格数量、验收结果等内容。验收人员应当在验收记录上签署姓名和验收日期。

中药材验收记录应当包括品名、产地、供货单位、到货数量、验收合格数量等内容。中药饮片验收记录应当包括品名、规格、批号、产地、生产日期、生产厂商、供货单位、到货数量、验收合格数量等内容,实施批准文号管理的中药饮片还应当记录批准文号。

验收不合格的还应当注明不合格事项及处置措施。

第八十一条　企业应当建立库存记录,验收合格的药品应当及时入库登记;验收不合格的,不得入库,并由质量管理部门处理。

第八十二条　企业按本规范第六十九条规定进行药品直调的,可委托购货单位进行药品验收。购货单位应当严格按照本规范的要求验收药品,并建立专门的直调药品验收记录。验收当日应当将验收记录相关信息传递给直调企业。

第十节　储存与养护

第八十三条　企业应当根据药品的质量特性对药品进行合理储存,并符合以下要求:

(一)按包装标示的温度要求储存药品,包装上没有标示具体温度的,按照《中华人民共和国药典》规定的贮藏要求进行储存;

(二)储存药品相对湿度为35%~75%;

(三)在人工作业的库房储存药品,按质量状态实行色标管理,合格药品为绿色,不合格药品为红色,待确定药品为黄色;

(四)储存药品应当按照要求采取避光、遮光、通风、防潮、防虫、防鼠等措施;

(五)搬运和堆码药品应当严格按照外包装标示要求规范操作,堆码高度符合包装图示要求,避免损坏药品包装;

(六)药品按批号堆码,不同批号的药品不得混垛,垛间距不小于5厘米,与库房内墙、顶、温度调控设备及管道等设施间距不小于30厘米,与地面间距不小于10厘米;

(七)药品与非药品、外用药与其他药品分开存放,中药材和中药饮片分库存放;

(八)特殊管理的药品应当按照国家有关规定储存;

(九)拆除外包装的零货药品应当集中存放;

(十)储存药品的货架、托盘等设施设备应当保持清洁,无破损和杂物堆放。

(十一)未经批准的人员不得进入储存作业区,储存作业区内的人员不得有影响药品质量和安全的行为;

(十二)药品储存作业区内不得存放与储存管理无关的物品。

第八十四条　养护人员应当根据库房条件、外部环境、药品质量特性等对药品进行养护,主要内容是:

(一)指导和督促储存人员对药品进行合理储存与作业。

(二)检查并改善储存条件、防护措施、卫生环境。

(三)对库房温湿度进行有效监测、调控。

(四)按照养护计划对库存药品的外观、包装等质量状况进行检查,并建立养护记录;对储存条件有特殊要求的或者有效期较短的品种应当进行重点养护。

(五)发现有问题的药品应当及时在计算机系统中锁定和记录,并通知质量管理部门处理。

(六)对中药材和中药饮片应当按其特性采取有效方法进行养护并记录,所采取的养护方法不得对药品造成污染。

(七)定期汇总、分析养护信息。

第八十五条　企业应当采用计算机系统对库存药品的有效期进行自动跟踪和控制,采取近效期预警及超过有效期自动锁定等措施,防止过期药品销售。

第八十六条　药品因破损而导致液体、气体、粉末泄漏时,应当迅速采取安全处理措施,防止对储存环境和其他药品造成污染。

第八十七条　对质量可疑的药品应当立即采取停售措施,并在计算机系统中锁定,同时报告质量管理部门确认。对存在质量问题的药品应当采取以下措施:

(一)存放于标志明显的专用场所,并有效隔离,不得销售;

(二)怀疑为假药的,及时报告食品药品监督管理部门;

(三)属于特殊管理的药品,按照国家有关规定处理;

(四)不合格药品的处理过程应当有完整的手续和记录;

(五)对不合格药品应当查明并分析原因,及时采取预防措施。

第八十八条　企业应当对库存药品定期盘点,做到账、货相符。

第十一节　销　售

第八十九条　企业应当将药品销售给合法的购货单位,并对购货单位的证明文件、采购人员及提货人员的身份证明进行核实,保证药品销售流向真实、合法。

第九十条　企业应当严格审核购货单位的生产范围、经营范围或者诊疗范围,并按照相应的范围销售药品。

第九十一条　企业销售药品,应当如实开具发票,做到票、账、货、款一致。

第九十二条　企业应当做好药品销售记录。销售记录应当包括药品的通用名称、规格、剂型、批号、有效期、生产厂商、购货单位、销售数量、单价、金额、销售日期等内容。按照本规范第六十九条规定进行药品直调的,应当建立专门的销售记录。

中药材销售记录应当包括品名、规格、产地、购货单位、销售数量、单价、金额、销售日期等内容;中药饮片销售记录应当包括品名、规格、批号、产地、生产厂商、购货单位、销售数量、单价、金额、销售日期等内容。

第九十三条　销售特殊管理的药品以及国家有专门管理要求的药品,应当严格按照国家有关规定执行。

第十二节 出 库

第九十四条 出库时应当对照销售记录进行复核。发现以下情况不得出库,并报告质量管理部门处理:

(一)药品包装出现破损、污染、封口不牢、衬垫不实、封条损坏等问题;

(二)包装内有异常响动或者液体渗漏;

(三)标签脱落、字迹模糊不清或者标识内容与实物不符;

(四)药品已超过有效期;

(五)其他异常情况的药品。

第九十五条 药品出库复核应当建立记录,包括购货单位、药品的通用名称、剂型、规格、数量、批号、有效期、生产厂商、出库日期、质量状况和复核人员等内容。

第九十六条 特殊管理的药品出库应当按照有关规定进行复核。

第九十七条 药品拼箱发货的代用包装箱应当有醒目的拼箱标志。

第九十八条 药品出库时,应当附加盖企业药品出库专用章原印章的随货同行单(票)。

企业按照本规范第六十九条规定直调药品的,直调药品出库时,由供货单位开具两份随货同行单(票),分别发往直调企业和购货单位。随货同行单(票)的内容应当符合本规范第七十三条第二款的要求,还应当标明直调企业名称。

第九十九条 冷藏、冷冻药品的装箱、装车等项作业,应当由专人负责并符合以下要求:

(一)车载冷藏箱或者保温箱在使用前应当达到相应的温度要求;

(二)应当在冷藏环境下完成冷藏、冷冻药品的装箱、封箱工作;

(三)装车前应当检查冷藏车辆的启动、运行状态,达到规定温度后方可装车;

(四)启运时应当做好运输记录,内容包括运输工具和启运时间等。

第十三节 运输与配送

第一百条 企业应当按照质量管理制度的要求,严格执行运输操作规程,并采取有效措施保证运输过程中的药品质量与安全。

第一百零一条 运输药品,应当根据药品的包装、质量特性并针对车况、道路、天气等因素,选用适宜的运输工具,采取相应措施防止出现破损、污染等问题。

第一百零二条 发运药品时,应当检查运输工具,发现运输条件不符合规定的,不得发运。运输药品过程中,运载工具应当保持密闭。

第一百零三条 企业应当严格按照外包装标示的要求搬运、装卸药品。

第一百零四条 企业应当根据药品的温度控制要求,在运输过程中采取必要的保温或者冷藏、冷冻措施。

运输过程中,药品不得直接接触冰袋、冰排等蓄冷剂,防止对药品质量造成影响。

第一百零五条 在冷藏、冷冻药品运输途中,应当实时监测并记录冷藏车、冷藏箱或者保温箱内的温度数据。

第一百零六条 企业应当制定冷藏、冷冻药品运输应急预案,对运输途中可能发生的设备故障、异常天气影响、交通拥堵等突发事件,能够采取相应的应对措施。

第一百零七条 企业委托其他单位运输药品的,应当对承运方运输药品的质量保障能力进行审计,索取运输车辆的相关资料,符合本规范运输设施设备条件和要求的方可委托。

第一百零八条　企业委托运输药品应当与承运方签订运输协议,明确药品质量责任、遵守运输操作规程和在途时限等内容。

第一百零九条　企业委托运输药品应当有记录,实现运输过程的质量追溯。记录至少包括发货时间、发货地址、收货单位、收货地址、货单号、药品件数、运输方式、委托经办人、承运单位,采用车辆运输的还应当载明车牌号,并留存驾驶人员的驾驶证复印件。记录应当至少保存5年。

第一百一十条　已装车的药品应当及时发运并尽快送达。委托运输的,企业应当要求并监督承运方严格履行委托运输协议,防止因在途时间过长影响药品质量。

第一百一十一条　企业应当采取运输安全管理措施,防止在运输过程中发生药品盗抢、遗失、调换等事故。

第一百一十二条　特殊管理的药品的运输应当符合国家有关规定。

第十四节　售后管理

第一百一十三条　企业应当加强对退货的管理,保证退货环节药品的质量和安全,防止混入假冒药品。

第一百一十四条　企业应当按照质量管理制度的要求,制定投诉管理操作规程,内容包括投诉渠道及方式、档案记录、调查与评估、处理措施、反馈和事后跟踪等。

第一百一十五条　企业应当配备专职或者兼职人员负责售后投诉管理,对投诉的质量问题查明原因,采取有效措施及时处理和反馈,并做好记录,必要时应当通知供货单位及药品生产企业。

第一百一十六条　企业应当及时将投诉及处理结果等信息记入档案,以便查询和跟踪。

第一百一十七条　企业发现已售出药品有严重质量问题,应当立即通知购货单位停售、追回并做好记录,同时向食品药品监督管理部门报告。

第一百一十八条　企业应当协助药品生产企业履行召回义务,按照召回计划的要求及时传达、反馈药品召回信息,控制和收回存在安全隐患的药品,并建立药品召回记录。

第一百一十九条　企业质量管理部门应当配备专职或者兼职人员,按照国家有关规定承担药品不良反应监测和报告工作。

第三章　药品零售的质量管理

第一节　质量管理与职责

第一百二十条　企业应当按照有关法律法规及本规范的要求制定质量管理文件,开展质量管理活动,确保药品质量。

第一百二十一条　企业应当具有与其经营范围和规模相适应的经营条件,包括组织机构、人员、设施设备、质量管理文件,并按照规定设置计算机系统。

第一百二十二条　企业负责人是药品质量的主要责任人,负责企业日常管理,负责提供必要的条件,保证质量管理部门和质量管理人员有效履行职责,确保企业按照本规范要求经营药品。

第一百二十三条　企业应当设置质量管理部门或者配备质量管理人员,履行以下职责:

(一)督促相关部门和岗位人员执行药品管理的法律法规及本规范;

(二)组织制订质量管理文件,并指导、监督文件的执行;

(三)负责对供货单位及其销售人员资格证明的审核;

(四)负责对所采购药品合法性的审核;

(五)负责药品的验收,指导并监督药品采购、储存、陈列、销售等环节的质量管理工作;

（六）负责药品质量查询及质量信息管理；
（七）负责药品质量投诉和质量事故的调查、处理及报告；
（八）负责对不合格药品的确认及处理；
（九）负责假劣药品的报告；
（十）负责药品不良反应的报告；
（十一）开展药品质量管理教育和培训；
（十二）负责计算机系统操作权限的审核、控制及质量管理基础数据的维护；
（十三）负责组织计量器具的校准及检定工作；
（十四）指导并监督药学服务工作；
（十五）其他应当由质量管理部门或者质量管理人员履行的职责。

第二节 人员管理

第一百二十四条 企业从事药品经营和质量管理工作的人员，应当符合有关法律法规及本规范规定的资格要求，不得有相关法律法规禁止从业的情形。

第一百二十五条 企业法定代表人或者企业负责人应当具备执业药师资格。

企业应当按照国家有关规定配备执业药师，负责处方审核，指导合理用药。

第一百二十六条 质量管理、验收、采购人员应当具有药学或者医学、生物、化学等相关专业学历或者具有药学专业技术职称。从事中药饮片质量管理、验收、采购人员应当具有中药学中专以上学历或者具有中药学专业初级以上专业技术职称。

营业员应当具有高中以上文化程度或者符合省级食品药品监督管理部门规定的条件。中药饮片调剂人员应当具有中药学中专以上学历或者具备中药调剂员资格。

第一百二十七条 企业各岗位人员应当接受相关法律法规及药品专业知识与技能的岗前培训和继续培训，以符合本规范要求。

第一百二十八条 企业应当按照培训管理制度制定年度培训计划并开展培训，使相关人员能正确理解并履行职责。培训工作应当做好记录并建立档案。

第一百二十九条 企业应当为销售特殊管理的药品、国家有专门管理要求的药品、冷藏药品的人员接受相应培训提供条件，使其掌握相关法律法规和专业知识。

第一百三十条 在营业场所内，企业工作人员应当穿着整洁、卫生的工作服。

第一百三十一条 企业应当对直接接触药品岗位的人员进行岗前及年度健康检查，并建立健康档案。患有传染病或者其他可能污染药品的疾病的，不得从事直接接触药品的工作。

第一百三十二条 在药品储存、陈列等区域不得存放与经营活动无关的物品及私人用品，在工作区域内不得有影响药品质量和安全的行为。

第三节 文 件

第一百三十三条 企业应当按照有关法律法规及本规范规定，制定符合企业实际的质量管理文件。文件包括质量管理制度、岗位职责、操作规程、档案、记录和凭证等，并对质量管理文件定期审核、及时修订。

第一百三十四条 企业应当采取措施确保各岗位人员正确理解质量管理文件的内容，保证质量管理文件有效执行。

第一百三十五条 药品零售质量管理制度应当包括以下内容：
（一）药品采购、验收、陈列、销售等环节的管理，设置库房的还应当包括储存、养护的管理；

(二)供货单位和采购品种的审核;

(三)处方药销售的管理;

(四)药品拆零的管理;

(五)特殊管理的药品和国家有专门管理要求的药品的管理;

(六)记录和凭证的管理;

(七)收集和查询质量信息的管理;

(八)质量事故、质量投诉的管理;

(九)中药饮片处方审核、调配、核对的管理;

(十)药品有效期的管理;

(十一)不合格药品、药品销毁的管理;

(十二)环境卫生、人员健康的规定;

(十三)提供用药咨询、指导合理用药等药学服务的管理;

(十四)人员培训及考核的规定;

(十五)药品不良反应报告的规定;

(十六)计算机系统的管理;

(十七)药品追溯的规定;

(十八)其他应当规定的内容。

第一百三十六条　企业应当明确企业负责人、质量管理、采购、验收、营业员以及处方审核、调配等岗位的职责,设置库房的还应当包括储存、养护等岗位职责。

第一百三十七条　质量管理岗位、处方审核岗位的职责不得由其他岗位人员代为履行。

第一百三十八条　药品零售操作规程应当包括:

(一)药品采购、验收、销售;

(二)处方审核、调配、核对;

(三)中药饮片处方审核、调配、核对;

(四)药品拆零销售;

(五)特殊管理的药品和国家有专门管理要求的药品的销售;

(六)营业场所药品陈列及检查;

(七)营业场所冷藏药品的存放;

(八)计算机系统的操作和管理;

(九)设置库房的还应当包括储存和养护的操作规程。

第一百三十九条　企业应当建立药品采购、验收、销售、陈列检查、温湿度监测、不合格药品处理等相关记录,做到真实、完整、准确、有效和可追溯。

第一百四十条　记录及相关凭证应当至少保存5年。特殊管理的药品的记录及凭证按相关规定保存。

第一百四十一条　通过计算机系统记录数据时,相关岗位人员应当按照操作规程,通过授权及密码登录计算机系统,进行数据的录入,保证数据原始、真实、准确、安全和可追溯。

第一百四十二条　电子记录数据应以安全、可靠方式定期备份。

第四节　设施与设备

第一百四十三条　企业的营业场所应当与其药品经营范围、经营规模相适应,并与药品储存、办公、生活辅助及其他区域分开。

第一百四十四条 营业场所应当具有相应设施或者采取其他有效措施,避免药品受室外环境的影响,并做到宽敞、明亮、整洁、卫生。

第一百四十五条 营业场所应当有以下营业设备:
(一)货架和柜台;
(二)监测、调控温度的设备;
(三)经营中药饮片的,有存放饮片和处方调配的设备;
(四)经营冷藏药品的,有专用冷藏设备;
(五)经营第二类精神药品、毒性中药品种和罂粟壳的,有符合安全规定的专用存放设备;
(六)药品拆零销售所需的调配工具、包装用品。

第一百四十六条 企业应当建立能够符合经营和质量管理要求的计算机系统,并满足药品追溯的要求。

第一百四十七条 企业设置库房的,应当做到库房内墙、顶光洁,地面平整,门窗结构严密;有可靠的安全防护、防盗等措施。

第一百四十八条 仓库应当有以下设施设备:
(一)药品与地面之间有效隔离的设备;
(二)避光、通风、防潮、防虫、防鼠等设备;
(三)有效监测和调控温湿度的设备;
(四)符合储存作业要求的照明设备;
(五)验收专用场所;
(六)不合格药品专用存放场所;
(七)经营冷藏药品的,有与其经营品种及经营规模相适应的专用设备。

第一百四十九条 经营特殊管理的药品应当有符合国家规定的储存设施。

第一百五十条 储存中药饮片应当设立专用库房。

第一百五十一条 企业应当按照国家有关规定,对计量器具、温湿度监测设备等定期进行校准或者检定。

第五节 采购与验收

第一百五十二条 企业采购药品,应当符合本规范第二章第八节的相关规定。

第一百五十三条 药品到货时,收货人员应当按采购记录,对照供货单位的随货同行单(票)核实药品实物,做到票、账、货相符。

第一百五十四条 企业应当按规定的程序和要求对到货药品逐批进行验收,并按照本规范第八十条规定做好验收记录。

验收抽取的样品应当具有代表性。

第一百五十五条 冷藏药品到货时,应当按照本规范第七十四条规定进行检查。

第一百五十六条 验收药品应当按照本规范第七十六条规定查验药品检验报告书。

第一百五十七条 特殊管理的药品应当按照相关规定进行验收。

第一百五十八条 验收合格的药品应当及时入库或者上架,验收不合格的,不得入库或者上架,并报告质量管理人员处理。

第六节 陈列与储存

第一百五十九条 企业应当对营业场所温度进行监测和调控,以使营业场所的温度符合常温要求。

第一百六十条 企业应当定期进行卫生检查,保持环境整洁。存放、陈列药品的设备应当保持清洁卫生,不得放置与销售活动无关的物品,并采取防虫、防鼠等措施,防止污染药品。

第一百六十一条 药品的陈列应当符合以下要求:

(一)按剂型、用途以及储存要求分类陈列,并设置醒目标志,类别标签字迹清晰、放置准确。

(二)药品放置于货架(柜),摆放整齐有序,避免阳光直射。

(三)处方药、非处方药分区陈列,并有处方药、非处方药专用标识。

(四)处方药不得采用开架自选的方式陈列和销售。

(五)外用药与其他药品分开摆放。

(六)拆零销售的药品集中存放于拆零专柜或者专区。

(七)第二类精神药品、毒性中药品种和罂粟壳不得陈列。

(八)冷藏药品放置在冷藏设备中,按规定对温度进行监测和记录,并保证存放温度符合要求。

(九)中药饮片柜斗谱的书写应当正名正字;装斗前应当复核,防止错斗、串斗;应当定期清斗,防止饮片生虫、发霉、变质;不同批号的饮片装斗前应当清斗并记录。

(十)经营非药品应当设置专区,与药品区域明显隔离,并有醒目标志。

第一百六十二条 企业应当定期对陈列、存放的药品进行检查,重点检查拆零药品和易变质、近效期、摆放时间较长的药品以及中药饮片。发现有质量疑问的药品应当及时撤柜,停止销售,由质量管理人员确认和处理,并保留相关记录。

第一百六十三条 企业应当对药品的有效期进行跟踪管理,防止近效期药品售出后可能发生的过期使用。

第一百六十四条 企业设置库房的,库房的药品储存与养护管理应当符合本规范第二章第十节的相关规定。

第七节 销售管理

第一百六十五条 企业应当在营业场所的显著位置悬挂《药品经营许可证》、营业执照、执业药师注册证等。

第一百六十六条 营业人员应当佩戴有照片、姓名、岗位等内容的工作牌,是执业药师和药学技术人员的,工作牌还应当标明执业资格或者药学专业技术职称。在岗执业的执业药师应当挂牌明示。

第一百六十七条 销售药品应当符合以下要求:

(一)处方经执业药师审核后方可调配;对处方所列药品不得擅自更改或者代用,对有配伍禁忌或者超剂量的处方,应当拒绝调配,但经处方医师更正或者重新签字确认的,可以调配;调配处方后经过核对方可销售。

(二)处方审核、调配、核对人员应当在处方上签字或者盖章,并按照有关规定保存处方或者其复印件。

(三)销售近效期药品应当向顾客告知有效期。

(四)销售中药饮片做到计量准确,并告知煎服方法及注意事项;提供中药饮片代煎服务,应当符合国家有关规定。

第一百六十八条 企业销售药品应当开具销售凭证,内容包括药品名称、生产厂商、数量、价格、批号、规格等,并做好销售记录。

第一百六十九条 药品拆零销售应当符合以下要求:

(一)负责拆零销售的人员经过专门培训;

(二)拆零的工作台及工具保持清洁、卫生,防止交叉污染;

(三)做好拆零销售记录,内容包括拆零起始日期、药品的通用名称、规格、批号、生产厂商、有效期、销售数量、销售日期、分拆及复核人员等;

(四)拆零销售应当使用洁净、卫生的包装,包装上注明药品名称、规格、数量、用法、用量、批号、有效期以及药店名称等内容;

(五)提供药品说明书原件或者复印件;

(六)拆零销售期间,保留原包装和说明书。

第一百七十条 销售特殊管理的药品和国家有专门管理要求的药品,应当严格执行国家有关规定。

第一百七十一条 药品广告宣传应当严格执行国家有关广告管理的规定。

第一百七十二条 非本企业在职人员不得在营业场所内从事药品销售相关活动。

第八节 售后管理

第一百七十三条 除药品质量原因外,药品一经售出,不得退换。

第一百七十四条 企业应当在营业场所公布食品药品监督管理部门的监督电话,设置顾客意见簿,及时处理顾客对药品质量的投诉。

第一百七十五条 企业应当按照国家有关药品不良反应报告制度的规定,收集、报告药品不良反应信息。

第一百七十六条 企业发现已售出药品有严重质量问题,应当及时采取措施追回药品并做好记录,同时向食品药品监督管理部门报告。

第一百七十七条 企业应当协助药品生产企业履行召回义务,控制和收回存在安全隐患的药品,并建立药品召回记录。

第四章 附　则

第一百七十八条 本规范下列术语的含义是:

(一)在职:与企业确定劳动关系的在册人员。

(二)在岗:相关岗位人员在工作时间内在规定的岗位履行职责。

(三)首营企业:采购药品时,与本企业首次发生供需关系的药品生产或者经营企业。

(四)首营品种:本企业首次采购的药品。

(五)原印章:企业在购销活动中,为证明企业身份在相关文件或者凭证上加盖的企业公章、发票专用章、质量管理专用章、药品出库专用章的原始印记,不能是印刷、影印、复印等复制后的印记。

(六)待验:对到货、销后退回的药品采用有效的方式进行隔离或者区分,在入库前等待质量验收的状态。

(七)零货:拆除了用于运输、储藏包装的药品。

(八)拼箱发货:将零货药品集中拼装至同一包装箱内发货的方式。

(九)拆零销售:将最小包装拆分销售的方式。

(十)国家有专门管理要求的药品:国家对蛋白同化制剂、肽类激素、含特殊药品复方制剂等品种实施特殊监管措施的药品。

第一百七十九条 药品零售连锁企业总部的管理应当符合本规范药品批发企业相关规定,门店的管理应当符合本规范药品零售企业相关规定。

第一百八十条　本规范为药品经营质量管理的基本要求。对企业信息化管理、药品储运温湿度自动监测、药品验收管理、药品冷链物流管理、零售连锁管理等具体要求，由国家食品药品监督管理总局以附录方式另行制定。

第一百八十一条　麻醉药品、精神药品、药品类易制毒化学品的追溯应当符合国家有关规定。

第一百八十二条　医疗机构药房和计划生育技术服务机构的药品采购、储存、养护等质量管理规范由国家食品药品监督管理总局商相关主管部门另行制定。

互联网销售药品的质量管理规定由国家食品药品监督管理总局另行制定。

第一百八十三条　药品经营企业违反本规范的，由食品药品监督管理部门按照《中华人民共和国药品管理法》第七十八条的规定给予处罚。

第一百八十四条　本规范自发布之日起施行，卫生部2013年6月1日施行的《药品经营质量管理规范》(中华人民共和国卫生部令第90号)同时废止。

附录三　中药仓储养护技术实训报告

中药仓储养护技术实训报告（一）

实训名称			
实训地点		实训日期	
学生姓名		指导教师	

一、实训目的

二、实训原理

三、实训环境和仪器

四、实训内容

五、实训步骤

六、实训结果

七、实训总结

中药仓储养护技术实训报告(二)

实训名称			
实训地点		实训日期	
学生姓名		指导教师	

一、实训目的

二、实训原理

三、实训环境和仪器

四、实训内容

五、实训步骤

六、实训结果

七、实训总结

中药仓储养护技术实训报告(三)

实训名称			
实训地点		实训日期	
学生姓名		指导教师	

一、实训目的

二、实训原理

三、实训环境和仪器

四、实训内容

五、实训步骤

六、实训结果

七、实训总结

中药仓储养护技术实训报告(四)

实训名称			
实训地点		实训日期	
学生姓名		指导教师	

一、实训目的

二、实训原理

三、实训环境和仪器

四、实训内容

五、实训步骤

六、实训结果

七、实训总结

中药仓储养护技术实训报告（五）

实训名称			
实训地点		实训日期	
学生姓名		指导教师	

一、实训目的

二、实训原理

三、实训环境和仪器

四、实训内容

五、实训步骤

六、实训结果

七、实训总结

参考文献

[1] 张西玲.中药养护学[M].北京:中国中医药出版社,2006.
[2] 沈力.中药储存与养护技术[M].2版.北京:人民卫生出版社,2018.
[3] 颜仁梁.中药储存与养护[M].重庆:重庆大学出版社,2014.
[4] 陈文,刘岩.药品储存与养护技术[M].2版.北京:中国医药科技出版社,2019.
[5] 白旭光.储藏物害虫与养护技术[M].2版.北京:科学出版社,2008.
[6] 王世清.中药加工、贮藏与养护[M].北京:中国中医药出版社,2006.
[7] 徐良.中药养护学[M].北京:科学出版社,2019.
[8] 李照会.农业昆虫鉴定[M].北京:中国农业出版社,2002.
[9] 国家药典委员会.中华人民共和国药典:2015年版[M].北京:中国医药科技出版社,2015.